眼科显微手术学基础

Fundamentals of Ophthalmic Microsurgery

第 2 版

主 编 张宗端

编 委（按姓氏拼音排序）
胡旭颐（温州医科大学眼视光学院）
晋秀明（浙江大学医学院）
潘钦托（温州医科大学眼视光学院）
徐 栩（温州医科大学眼视光学院）
苑晓勇（南开大学附属眼科医院）
张宗端（温州医科大学眼视光学院）
周激波（上海交通大学医学院）

主 审 瞿 佳（温州医科大学）
王勤美（温州医科大学）

人民卫生出版社
·北 京·

图书在版编目（CIP）数据

眼科显微手术学基础 / 张宗端主编 . —2 版 . —北京：人民卫生出版社，2022.12

ISBN 978-7-117-34232-2

Ⅰ. ①眼⋯ Ⅱ. ①张⋯ Ⅲ. ①眼外科手术–显微外科学 Ⅳ. ①R779.62

中国版本图书馆 CIP 数据核字（2022）第 241997 号

人卫智网	www.ipmph.com	医学教育、学术、考试、健康，购书智慧智能综合服务平台
人卫官网	www.pmph.com	人卫官方资讯发布平台

眼科显微手术学基础

Yanke Xianweishoushuxue Jichu

第 2 版

主　　编：张宗端
出版发行：人民卫生出版社（中继线 010-59780011）
地　　址：北京市朝阳区潘家园南里 19 号
邮　　编：100021
E - mail：pmph @ pmph.com
购书热线：010-59787592　010-59787584　010-65264830
印　　刷：北京汇林印务有限公司
经　　销：新华书店
开　　本：787 × 1092　1/16　印张：7
字　　数：175 千字
版　　次：2012 年 3 月第 1 版　　2022 年 12 月第 2 版
印　　次：2023 年 1 月第 1 次印刷
标准书号：ISBN 978-7-117-34232-2
定　　价：48.00 元

打击盗版举报电话：010-59787491　E-mail：WQ @ pmph.com
质量问题联系电话：010-59787234　E-mail：zhiliang @ pmph.com
数字融合服务电话：4001118166　E-mail：zengzhi @ pmph.com

第 2 版前言

自 2012 年 3 月《眼科显微手术学基础》由人民卫生出版社发行以来，已经有 10 年整。作为我国较早出版的一本眼科显微手术初级培训入门教程，因其教学内容有很强的针对性与实用性，能系统、规范地培养眼科显微手术操作基本技能，而深受教学单位、眼科医学生、眼科低年资医师和临床医学规培医生的欢迎。

近年来，随着眼科学学科迅速发展，眼科显微手术学相关的新理念、新设备、新材料及新技术，尤其是微创手术新技术等不断涌现。为与时俱进，满足教学及临床实际工作的需要，我们在温州医科大学、人民卫生出版社的大力支持下，组织国内眼科中青年学者完成了《眼科显微手术学基础》的再版编写。

在保持第 1 版内容基本框架的基础上，我们在相关章节增加了显微手术培训方法、白内障和玻璃体视网膜手术相关常用的手术器械、手术材料、眼内填充物和人工晶状体、球后麻醉并发症及处理，以及常用手术方式超声乳化白内障吸除术等新内容，介绍了新近的微创手术技术等，使教学内容更充实，更贴合临床实际。同时，对第 1 版的相关内容进行了精简和更新，对部分文字进行了删改，增加了图片资料，进一步强化了本教程简明实用、图文并茂、易学易懂的特点。

本书的再版得到了温州医科大学教材建设立项资助。编写过程中，温州医科大学张兆亮博士做了统稿工作，不少师生对前期教学过程中发现的问题也提出了许多宝贵意见，人民卫生出版社对加紧出版给予了大力支持，在此一并致谢！

由于编写者知识水平与经验有限，加之本书内容宽泛、繁杂，错漏之处在所难免，恳请读者不吝指正，以便在今后的版次中更臻完善。

张宗端

2022 年 10 月

第 1 版前言

当今眼科新技术日新月异,手术器械不断更新,手术方式不断改进,特别是近 30 年来显微手术的兴起,使眼科手术进入了一个更加精细的微观手术新时代。眼科显微手术是治疗眼病最有效的方法之一,掌握眼科显微手术技能是眼科临床医生的基本功。初学眼科学的医学生,虽有一些外科手术操作技能,但由于眼科显微手术的基本操作和手术器械与外科大不相同,外科基本操作技术远远不能满足眼科手术的需要,故必须从头开始学习眼科显微手术基本操作知识。然而,我国绝大多数眼科临床医生的手术技能,是在工作后通过上级医生以"师带徒"的形式传授或通过自学获取,基本上没有经过正规的系统理论学习和规范化的技能培养,其临床适应和提高时期较长,也影响了其手术技能向更高水平方向的发展。目前,虽然有数十部眼科手术专著出版,但由于缺乏教学和培训使用的《眼科显微手术学》或相关教程,一般院校也未单独开设眼科显微手术学课程,这不仅在教学广度和深度上不能充分反映眼科学的特点,并不同程度地影响眼科学的教学效果和医学生临床动手能力的培养。有鉴于此,我们在积累 10 年的教学经验基础上,编写了这本《眼科显微手术学基础》。

本书内容包括眼科显微手术的基本特征、眼科手术显微镜、显微器械、手术材料、手术操作基本技能、眼科麻醉、术前准备与术后处理、手术室、常用眼科手术方法等九章,涵盖眼科显微手术的基础理论、基础知识和基本技能,分别由具有较丰富眼科临床手术和理论教学经验的教师编写。本书力求理论联系实际,注重科学性、系统性与实用性的有机统一,尽量做到语言简练、图文并茂,以利于完善学生知识结构,促进实用型眼科临床人才的培养。本书不仅可作为眼科学、眼视光学等专业本科生、研究生《眼科学》教学的配套教程,满足其课堂理论教学的需求,还可以作为低年资眼科医师和基层医院眼科医师的参考书。

本书作为浙江省教育厅重点建设教材项目,得到省教育厅的资助。在编写出版过程中,得到了瞿佳教授、吕帆教授、王勤美教授等专家的指点或审订,得到了郑君翊老师、姜丹医师的协助,在此一并感谢!

由于编写水平有限,错误及不妥之处在所难免,望广大读者提出宝贵意见。

张宗端
2011 年 12 月

目　录

第一章 概 论

眼科显微手术(ophthalmic microsurgery)或称显微眼科手术,是以眼科显微解剖学和显微手术学基础理论为指导,借助手术显微镜的放大作用,应用精密的显微手术器械、手术仪器及手术材料,对精细、娇嫩而复杂的眼组织进行切开、分离、切割、再植、固定、缝合和吻合等操作的眼外科手术。眼科显微手术学是显微外科学的一个分支,在手术显微镜下实施眼科手术,具有视野清晰、操作准确、组织损伤少和术后效果好等优点,不仅拓宽了眼科手术适应证,还明显地缩短了手术时间、提高了手术成功率。眼科显微手术学的任务,就是研究显微操作下如何获得精确、满意的眼部手术治疗效果。学习眼科显微手术学的目的,是掌握眼科显微手术的基本特征、基本知识和显微手术操作的基本技能,以适应眼科临床工作的需要。

第一节 眼科显微手术的发展概况

显微手术是现代科技发展的必然结果,是外科手术发展史上的一项重大突破。眼科显微手术的发展,主要得益于其基本设备——眼科手术显微镜和显微手术器械的改进与更新。

眼科显微手术起源于欧洲。早在 1876 年,Saemisch 就将简易的放大镜安装在眼镜上或制作成额带镜,用于眼科手术,但这种单眼手术放大镜视野小、放大倍率低,不能产生立体视觉效果,手术医生使用极为不便。1838 年,Wheatstone 改用双目手术放大镜。1886 年,Zehender 在 Westien 公司经动物学家 Schultze 的要求,设计并制作倍率为 10× 的台式双目实体显微镜,经过不断改进成为眼科最基本的检查工具——裂隙灯显微镜原形。裂隙灯显微镜在眼科临床的广泛应用,极大地推动了眼科诊断学的发展,为建立现代眼科学概念作出了不可估量的贡献。

1899 年,Westien 公司首次推出额带式双目放大镜(图 1-1),放大倍率为 5×~6×,并附设照明装置、瞳孔距离调节装置等。但由于这种装置过于笨重,其实用性受到很大限制,在临床上未被广泛采用。1911 年,Hess 亦在额带式手术放大镜上安装照明装置。1912 年,von Rohr 采纳了眼科医师 Stock 的建议,将上述装置改制成镜架式双目手术放大镜(图 1-2),其焦点距离为 25cm,放大倍率为 2×,重量明显减轻,向实用性方向大大迈进了一步。最早由 Gullstrand 使用该镜进行眼科手术。但人们很快发现,在 2× 以上倍率下,由于术者身体活动而使视野发生动摇,不得不中断手术。

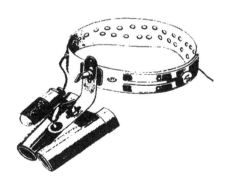

图 1-1 Westien 额带式双目放大镜

1

眼科显微手术早期发展缓慢的重要原因之一,是当时尚无精密的手术器具和相应的缝合材料。直到 20 世纪 30 年代后期,制造精密手术器械的金属材料和缝线材料才陆续问世。1921 年,瑞士的 Nylen 首次把单眼实体显微镜用于内耳手术。1922 年德国 Carl Zeiss 公司研制出世界上第一台双目手术显微镜,但因其术野仅为 6~12mm,未能广泛应用于临床。直到 1946 年,Perritt 将 Mueller 公司研制的台式双目实体手术显微镜(图 1-3)用于眼前部手术,这大概是真正意义上的眼显微外科的开始。1950 年,Barraquer 和 Perritt 等应用手术显微镜进行角膜缝合,使显微外科手术进入了缝合操作阶段。1953 年,Zeiss 公司发明了世界上第一台手术显微镜(OPMI-1 型),开启了显微手术新纪元。这种显微镜最初并非专为眼科手术而设计,而是根据耳鼻咽喉科和妇科要求,在角膜显微镜基础上研制而成。然而,它一出现,便显示出极强的生命力。1953 年 Harms 首次将双目手术显微镜用于眼科手术,并在德国眼科学会上高度评价、倡导使用。此后,西班牙、美国和新加坡等地的眼科医师也使用这种手术显微镜施行手术。1954 年,Littmann 又提出在不改变焦距下具有变倍功能的手术显微镜设计方案,并首先建议设计制造眼科显微手术器械,以适应显微手术的要求。1956 年,Barraquer 和 Becker 提出在手术显微镜上增设裂隙灯等照明装置。此后,手术显微镜的固定和移动装置也得到了改进。

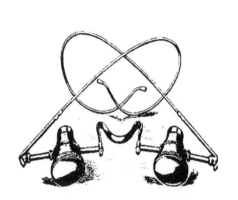

图 1-2   von Rohr-Stock 镜架式
双目手术放大镜

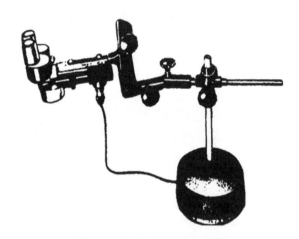

图 1-3   台式双目手术显微镜

随着手术显微镜的不断更新,各种类型的显微手术器械的相继问世,到 20 世纪 60 年代,逐步形成了显微外科基本理论和临床技术基本体系,眼显微外科基本设备、材料、器械的研制阶段基本结束,并迅速进入实用化阶段。20 世纪 60~70 年代,Carl Zeiss 公司先后完成了 OPMI-2、3、4、5 型的研制;Keeler 在 Pirce 指导下开发出新一代无级变倍 Zoom 型显微镜;Sautter 和 Draeger 则完成了 Möller 手术显微镜制作。1966 年,眼科显微手术器械问世。同年 8 月,在 Tübingen 大学成立了国际眼科显微手术研究组,召开了第一届国际眼显微外科研讨会,并对眼科显微手术方法、手术显微镜、缝合材料、显微手术器械等基本技术和材料等方面进行了研讨。1968 年,Gairns 和 Krasnov 分别发表了小梁切除术和虹膜睫状体退缩术的文献。在手术显微镜的引导下,几乎把所有的注意力都投向引起房水排除障碍发生的具体解剖部位上,从而在青光眼手术领域中形成许多新的手术方法。1968 年,在瑞士举行的 Bürgenstock 第二次国际眼显微外科研讨会上,以青光眼显微外科为主题,对各种新的滤过手术术式进行了广泛的讨论和评价。1970年在墨西哥的Mérida、1972年在瑞典的Lund及1974年在伦敦等地先后举行眼科显微手术国际研讨会,无疑对推动眼显微外科的发展起了巨大的促进作用。1998年Carl Zeiss公司研制出第一台四光路显微镜OPMI VISU 200型0°助手镜,使得助手镜可以获得与主刀同样立体感的手术视野,极大地促进了眼科手术的教学。2014年,Carl Zeiss公司首次将显微镜和OCT两大眼科核心技术完美融合,在手术过程即可实时获得OCT图像引导,眼科手术又一次跨越到全新的术中OCT导航时代。

从20世纪50年代初到60年代末,眼科显微手术完成了奠基阶段,并开展了眼前段手术,如1961年Krwawicz创作了白内障囊内冷冻摘除术,1963年Kelman等研制出眼用液氮冷冻器并运用于白内障囊内冷冻摘除,1965年Binkhorst报道了白内障囊外摘除术,1967年Kelman首先报道的白内障超声乳化吸除术,成为20世纪眼科显微手术发展的重大进展之一。20世纪70年代初至80年代末,随着手术显微镜、显微手术器械及显微缝合材料的更新,眼科显微手术从眼前段发展到眼后段,从外眼手术发展到内眼手术,而进入发展阶段。1970年Machemer研制出密闭式玻璃体注吸切割器,并经睫状体平坦部施行17G闭合式玻璃体切除术获成功。1972年O'Mall等设计的较细小的20G三通道导管系统沿用多年。

20世纪80年代末以来,现代手术显微镜经过多年的不断改进,其光学、机械和电控性能已达到相当完善的程度,同时手术器械、手术仪器、缝合材料、眼内填充物及黏弹剂等手术辅助设备与材料在不断问世与更新,如新型模式和微切口超声乳化仪的面世,如多焦点、非球面、有晶状体眼、散光、可调节等多种类型的人工晶状体的应用,新型23G、25G、27G微创玻璃体切割系统的使用,从准分子激光角膜切削(PRK)到全飞秒激光透明角膜基质取出术(SMILE)的发展,以及人工角膜、人工玻璃体的研制等等。眼科显微手术学进入快速发展的时代。

在我国,眼科显微手术的开展起步较晚。在20世纪80年代初,国内能够开展眼科显微手术的仅限北京、上海、广州等地的几家医院。随着改革开放的步伐,国内外眼科学术交流的日益频繁和扩大,在短短的几十年间,显微手术技术便得到迅速普及,全国各地不少县级医疗机构已能开展青光眼、白内障囊外摘除并人工晶状体植入术等技术。与此同时,我国自行研制生产的手术显微镜、显微手术器械及缝针、缝线也得到了迅速的发展。时至今日,我国的眼科显微技术已跟上时代步伐,各种眼科显微手术已达到或接近国际先进水平。随着先进技术、设备在眼科的不断引进和应用,可以预言,今后眼科显微手术将向更加高、精、尖的水平发展,其应用范围也必将更加广阔。

第二节 眼科显微手术的优点

眼科显微手术的全过程均可在手术显微镜下操作,使手术从"宏观世界"进入到"微观世界",手术者能分辨出原本在肉眼下看不清或看不到的精细结构,如直径小于1mm的血管、睫状突、Schlemm管等,从而使手术操作更为精确,不仅减少了对眼组织的医源性损伤,而且因术中、术后的并发症明显减少,缩短了患者术后的恢复时间,提高了手术成功率。同时,眼科显微手术也为眼科手术开辟了新领域与新途径,使手术适应证更加广泛,如玻璃体切割术、现代白内障囊外摘除并人工晶状体植入术、显微镜下视网膜脱离修复术等,为眼科不少难治性疾病提供了有效治疗手段。过去某些难度大且无法治疗的眼病,采用显微手术治疗获得了较好的治疗效果,如以往严重眼外伤需要摘除的眼球,现通过显微手术不仅可以保持眼球形态,有的甚至还可使其恢复部分视功能。

另外,眼科显微手术的全过程或大部分过程是在切口闭合状态下进行的,术中可保持正常的眼压和眼球形态,维持眼组织间正常的生理解剖关系,为在眼内细小的空间进行复杂、精细的操作提供了良好的条件。

同普通手术比较,眼科显微手术的主要优点有:

1. 操作准确、精细　经显微镜的放大和良好的照明系统,可对直径仅 200~500μm 的 Schlemm 管进行直视下手术,能分辨并剥除微米级的视网膜内界膜、视网膜前增殖膜等,还可利用内镜技术对屈光间质不清的玻璃体视网膜及不能直视下的睫状体等部位进行手术。

2. 组织损伤极小　一方面,由于手术器械的改进,眼科手术向微创化方向发展,如白内障手术切口已从 10mm 以上角巩膜缘切口发展到小于 3mm 的透明角膜切口,甚至有的已做到 1.2mm;微创的玻璃体切除术切口可不必缝合。另一方面,质地更软更薄的人工晶状体、更黏稠的黏弹剂等材料的应用,对眼内组织起到良好的保护作用。

3. 并发症明显减少　由于手术方法改进,手术材料的更新和使用,术中操作更精细、定位更准确,手术对组织创伤减少,手术时间和术后恢复期都明显缩短,因此各类术中、术后并发症得以避免或发生率明显降低。

4. 手术操作程序化、个体化　目前,对相同适应证的患者,可设置相同的手术操作程序和步骤,应用相同的模式为多位患者实施相同的手术,如广泛开展的角膜屈光手术、白内障超声乳化吸除术并人工晶状体植入术等,可实施批量化手术。另外,也能对不同患者通过设置不同的技术参数,同计算机系统控制相关的能量与速度等,达到手术的个体化,以适应不同的临床需要。

5. 手术效果良好　眼科医生显微操作技能的培养与提高,以及前述的优势,为良好的手术效果提供了可靠保障。

第三节　眼科显微手术的基本条件

眼科手术常以精巧著称,而眼科显微手术则更为精巧细致。显微手术器械是术者双手的延伸,显微镜则使术者双眼"视力"增进。显微手术的整个操作过程都需要在显微镜下进行,手术的成功与否常取决于下列因素:术者的手术操作技能;助手包括手术助手和护士的配合;患者的合作;手术显微镜的质量及其正确使用;显微手术器械的质量及其使用;缝针、缝线的质量;其他因素,如无菌技术、暴露技术、器械的安置和管理等。

一般而言,开展显微眼科手术应具备以下基本条件。

1. 功能良好、操作方便并能满足相应手术操作需求的眼科手术显微镜。

2. 配备成套的、精致的眼科显微手术器械和辅助设备。除显微镊、剪等常用的各类眼科显微手术器械外,还应配备相应的手术仪器,如开展白内障手术的超声乳化仪,开展玻璃体视网膜手术的玻璃体切割系统、眼用激光器等。

3. 适合于各种眼组织特性的各类手术材料,如各类显微缝合针线、黏弹剂、人工晶状体、玻璃体替代物等。

4. 术者应具有系统的显微手术基本理论。

5. 术者具备正确和熟练的显微手术技巧。

第四节　眼科显微手术操作的训练

一、显微手术基本操作要点

眼科显微手术基本操作要点,概括起来就是稳、准、轻、巧。肉眼下的手术基本操作,例如切开、剪切、分离、缝合、打结等,都是用手或较粗的眼科手术器械进行,而且多是通过手腕、前臂等动作来完成的。而显微手术的基本操作主要是通过手,尤其是手指的动作来完成,加之显微镜下的视野只有 2~3cm 范围,动作稍大,就移出视野而无法进行操作。眼科手术历来以其精巧细致而著称,一刀一剪、一针一线都应按照一定的手术原理和操作规范来进行,要求步步到位、处处准确,否则将导致手术尤其是显微手术的失败而背离手术目的。因此,要成为一名技艺高超的显微手术医生,就必须练好稳、准、轻、巧、快、细的显微手术基本功。

1. **稳**　即操作稳健。坐位手术要牢稳,坐姿自然舒适,手术者的双手小鱼际应稳妥地放置在患者额部适当位置作支撑。显微镜下各种操作要应手得当,顺势利导,手不颤抖,不可粗暴迁就。此外助手在协助手术者缝合、打结、剪线和冲洗等操作时,也要动作稳妥、符合术者的要求。

2. **准**　即定位准确。显微眼科手术是在细小薄弱的组织上进行操作,要求精细而准确,细小的误差有可能造成不可挽回的医源性损伤。

3. **轻**　即快捷轻柔。眼部组织结构精细、脆弱,显微手术操作应避免猛烈、粗暴,不可过度牵拉、夹捏、挤压,应避免不必要的重复和不顺手的动作。

4. **巧**　即敏捷灵巧。正确握持眼科显微手术器械,熟悉眼部各组织的特点和各类器械、仪器、材料的性能,双手配合下适宜的操作方向、力度、速度等,是操作的灵巧的基本条件。显微镜下的操作应得心应手,顺势自如。

二、基本训练方法

初习者因习惯于肉眼下操作,进行显微手术操作需要一个训练与适应的过程。初习者在手术显微镜下双手所持器械不能准确移动到目标部位,操作空间、距离、力度和速度也与心理预期不一致,即会出现所谓"过点"(past point)现象。这是由于眼科手术显微镜的目镜与镜身呈一定的角度,目镜、镜身与视野中的物体间并不在一条直线上所致,初学者把手术器械的头端伸到所见的视野范围以外,而不能与目镜注视下的设计点一致。同时,初习者常感到视野狭小、光线暗淡,手眼不能协调,针线常常弯曲折断,加之强迫姿势,时间久了常出现头晕眼花,甚至心烦意乱,许多人在开始十分不习惯,难以坚持显微镜下操作。

动物眼的显微手术是眼科显微手术操作训练的必经之路,这是初学者从肉眼手术操作过渡到临床显微手术操作的重要环节,也是开展新的显微手术,如白内障超声乳化吸除术、角膜移植等科学研究的基础和重要方法。临床医生应当把动物显微手术训练作为过渡桥梁,只有经过严格的训练,熟练掌握了显微手术的基本操作技术,才能进行临床操作。

1. 熟悉眼科手术显微镜、显微手术器械和缝合材料的基本构造、组成、性能、使用及操作方法,才能得心应手。

2. 掌握眼科显微手术基本理论,培养严谨的态度和严格的作风。不论在动物体上或人体上操作,绝不迁就每一个不规范的操作,养成一丝不苟、严格谨慎的作风。

3. 勤于实践,反复训练。可以先从动物实验(如猪眼)开始训练,掌握规范的切开、缝合、打结等显微基本操作技术,然后逐步过渡到临床,开展相对简单的外眼手术,如组织的间断缝合、翼状胬肉切除术等,经不断总结经验和改进方法,使手术技能渐趋娴熟。

4. 循序渐进,自然过渡。训练初期,不必强制性地改变习惯的操作方法,可先把某些操作仍放在肉眼下进行,在适应显微镜下环境后,逐步增加手术显微镜下的操作。训练时,选择显微镜放大倍数应由低到高,施行的组织应由大到小,缝合针线应由粗到细,做到水到渠成,自然过渡。

三、显微手术操作中常见的错误及纠正方法

显微镜下操作有其特殊的规律性,即使肉眼下手术有一定经验的医生,如不经过训练即开始行显微手术,也会很不习惯,易犯以下错误:如使用显微镜时的身体姿势不正确;未养成双眼视的习惯,易犯操作幅度过大的错误;器械定位不准,用力不当、手指抖动等。开始时,常常出现手、眼不协调,通过目镜看清视野时却看不见自己的器械,辨不准方位,无法进入手术区。操作时,不习惯在放大的情况下使用显微手术器械,对持针器、显微镊等器械的握持力量可能掌握不均,如力量过小,容易引起针的偏歪,线夹不住而脱落;力量过大,针又容易被折断、变形、弯曲或拉断缝线等情况。动作幅度过大时,针线超过视野看不到,偏离焦距,则视物不清。动作粗暴时甚至可撕破和损伤重要组织。

为纠正上述常见错误与不当,最基本的方法是多练习、多操作、多实践,在实践中掌握正确的显微手术操作方法。例如为减少较长时间手术所致的疲劳,可以适当调整座椅、手术台及显微镜三者的高度,颈部与腰部保持自然放松,两肘分开与臀部呈三点支撑以稳定躯干。初学显微手术者一开始就训练双眼观察的习惯,并特别注意调节好瞳距,这样在显微镜下视物有立体感,操作准确性好,减少组织及缝线的损伤。

操作时术者手的动作应在焦距清晰的平面上进行,也可以将手术器械先在物镜与手术平面之间移动,一旦目镜中看到器械的模糊影像,即将器械放低,这样就能准确到达操作平面,但不可做大幅度的上下或左右移动。手指抖动是由于情绪紧张、上肢位置不当和用力过紧造成的,除消除紧张情绪外,应注意将肘部、腕部在手术台上及病人的头额部的合适位置,为无名指和小指提供支撑,尽量多使用拇指、示指和中指以执笔式握持手术器械。经过一段时期的训练基本上可克服手抖动的毛病。

四、眼科显微手术的培训

眼科学是一门专业性、实践性很强的临床学科,眼科显微手术技能培训是临床带教的重要内容。"失之毫厘,差之千里",眼科手术一个微小的失误都有可能给病人带来不可逆的结构及视力损害。因此,在进入临床前,眼科医生必须经过完备的临床前培训,做好能力、思想及心理的准备,才能保证病人的利益及临床操作的安全。

传统的手术培训模式被概括为"See one, Do one, Teach one",也就是所谓的"师徒制"的教学方法。但是,随着相关法律的出台、医患关系趋于紧张以及患者维权意识增强等原因,医学生的临床动手机会少之又少,这种以"患者"为实践对象的传统手术技能教学方式已不再适合当今环境。为了增加医学生的动手实践机会,切实改善医学生临床前培训现状,许多模拟培训方法逐渐出现。

1. **动物组织训练(Wet-lab)** 临床前的手术培训十分重要,不仅仅是手术技能的培训,同样也要对学员的自信心及面对、处理的问题的能力进行加强及锻炼。为了实现这个目标,

实验模型,如离体动物眼、塑料模型眼及尸眼逐渐被应用于手术培训,尸眼是人眼手术培训的完美模型,但是获得困难限制其应用,塑料模型眼价格昂贵,与此相比,离体动物眼价格便宜,容易获得,从而被广泛应用于眼科手术的临床前培训。

2. **非动物组织训练(Dry-lab)**　非动物组织训练是指使用合成材料进行手术步骤的模拟训练,现在已经应用于白内障手术、斜视手术、玻璃体视网膜手术等。例如,使用锡箔纸进行撕囊的训练、使用硅树脂覆盖鹌鹑蛋模拟剥膜的过程等,研究表明在 Wet-lab 前进行 Dry-lab 训练可以提高 Wet-lab 中的操作表现及成绩。

3. **虚拟仿真模拟器**　早在 20 世纪 90 年代,外科手术模拟器就已经逐渐进入人们的视野。在眼科领域,与白内障手术相关的模拟器则在 21 世纪初开始崭露头角,主要包括 EYESi、Phaco Vision、Microvis Touch 以及 HelpMeSee MSCIS simulator 这四种基于虚拟现实技术的手术模拟器。其中比较有代表性的是 EYESi 模拟器,其是一种高仿真虚拟现实手术模拟器,整套系统包含一个头部模型、一个用于操作的基于计算机信号传输的模拟眼、一套手术显微系统、一个操作显示器和脚踏,其系统内置模块包括超声乳化白内障手术以及玻璃体视网膜手术中的各个手术分解操作模块。虚拟现实模拟训练,无须耗时、反复的动物模型准备过程,没有生物安全顾虑,并且可按照训练要求,打乱手术步骤前后次序提供强化的训练场景,还可提供客观、及时的训练反馈建议,能使得学生迅速发现认知、技能上的不足,尽快改进、提高,有助于手术判断、思维能力的培养。

第五节　手术助手职责与配合

一、手术助手的职责

1. **手术助手**　主要协助术者进行术前准备、手术操作和术后处理的各项工作。术前进行患者查对、散瞳等,进行眼部麻醉、消毒、包头、铺巾、贴切口胶贴、开睑、冲洗结膜囊等准备。术中协助主刀显露手术区域,牵引、顶压、暴露眼球,进行冲洗、湿润角膜、止血、擦血、传递更换器械与敷料、剪线及核对植入物(人工晶状体度数等)等协助工作。术毕协助清点针线、器械,清洁手术台面等。术者在术中因故不能完成手术时,第一助手须负责将手术完成。

术后写手术记录,手术记录应如实地记录手术名称、术中诊断、手术过程、术中所见以及相关技术参数等,玻璃体视网膜、青光眼及特殊手术病例还应绘制手术中所见病变图示,不明之处应向主刀核实。

2. **巡回助手(或巡回护士)**

(1)准备及检查手术前后各种需要的药品及电子医疗设备。如无影灯、手术显微镜、超声乳化仪、玻璃体切割器、眼底激光器、电凝止血器、冷冻器、电动手术台、电动吸引器等,以免在使用时缺失。

(2)准备洗手与消毒药液,检查酒精棉、碘酒棉等。

(3)协助麻醉医师静脉给药,测量各种临床检查数据,协助输液。

(4)负责参加手术人员的衣服穿着,主动供应器械助手一切急需物品,注意施术人员情况。

(5)除特殊情况外,不得离开手术室。随时注意室内整洁,调节灯光。

(6)熟悉各种药械放置地方,术中一旦急需特殊药械,应迅速供应。术中负责补充各种灭菌器械与敷料。

3. 器械助手

（1）器械助手要有高度的责任心,严格执行无菌操作,并应熟悉各种手术步骤。

（2）器械助手应提前洗手。铺好器械台,并将手术器械分类放在台面灭菌布上。常用器械置于近身处,使取得方便。与巡回助手共同核点纱布、纱布垫与缝针数量。手术开始前,将局部麻醉药吸入注射器内,药液量备足待用。手术中止血结扎用的针线宜先穿好数针,这样可节省时间。手术巾、占钳随时准备好待用。

（3）传递器械时须将柄端递给术者。暂时不用的器械切忌留置于患者身上,应迅速取回归还原处。

（4）切皮后,应立即将用过的手术刀与拭过皮肤的小纱布收回,另放置冷水盆内,更换手术刀及纱布作肌层分离。血液沾污的器械,抛时用盐水纱布擦拭干净待用。

（5）注意保护缝针及缝线,勿使受污染或脱落。剪断的缝线残端不要留在器械或手术巾上,以免误入伤口内。

（6）根据手术进行情况,随时准备好即将需用的器械,操作要迅速敏捷。

（7）关闭切口前,应与巡回助手仔细清点纱布、纱布垫和缝针数目,以防遗留在伤口内。

（8）手术台面要保持整齐、清洁。手术结束后,将器械、手术巾与纱布等清洁整理。

二、手术助手的配合

1. 显微手术器械的放置方法　开展眼科显微手术时,要求手术台上要保持安静、平稳、清洁、整齐,沾血的纱布,用过的器械甚至棉球、线头都会影响显微镜下操作。因此,术前须将手术台上整理妥当,多余的器械放到器械桌上,最好手术桌上再铺上干净的无菌单,创面周围的血迹擦净,只显露镜下操作的手术野。手术器械可放在手术台或病人胸前的托盘上,持针器和剪刀放在右侧,组织镊和棉签放在左侧,缝针缝线放在中央,这样在镜下缝合、打结、剪线等操作时,顺手即可拿取。手术中更换器械时,术者一般不应将视线离开目镜及手术野,而由助手递给器械。如果没有一名很好的助手,术前器械应放在术者身边的上述合理位置上。

术中器械放置位置合理,且应相对固定,以便随时取用。例如,每缝完一针打结时,应将缝针放在视野内,这样在缝合下一针时即可很容易地在直视下夹住缝针,不必费力寻找。

2. 术者与助手密切配合　术者与助手的配合好坏,直接影响显微手术的质量和速度。为保证二人密切配合,术前应使术者和助手的显微镜目镜视度和瞳距都调到最佳使用位置和使用效果,以获得视觉上的同步,特别要注意调节瞳距以消除复视。术者的任务主要是具体制订手术方案和完成各种手术操作,而助手则应参加手术方案的制订,当好参谋,并明确手术全过程的操作程序和了解术者的意图,提醒术者的错误操作,以协助术者顺利完成手术。平时,术者和助手就应多进行协调操作训练,熟悉并适应各自的操作风格和操作常规,使两人之间的配合主动、默契,达到提高手术质量和缩短手术时间的效果。

（张宗端　徐　栩）

第二章 眼科手术显微镜

眼科手术显微镜是眼科手术不可缺少的设备。随着眼科显微手术的发展,功能增强、性能良好的高清手术显微镜的应用,使科眼科手术的精密度和手术效果得以大大提高。临床使用的显微镜性能、配置各不相同,但其基本结构和设计原理大体一致。手术者在使用前需了解其各个部件的组成,掌握其基本原理和操作方法,才能在手术中得心应手地操作,获得最佳手术效果。

目前使用的眼科手术显微镜均未达到完美的程度。理想的眼科手术显微镜,应具备以下条件:

1. **操作距离** 物镜焦距在 150~200mm,术者的眼与手术部位的距离在 350~380mm 之间,以便于术者操作及避免引起疲劳。

2. **放大倍率** 目镜的放大率在 10 倍左右,并能在 4~40 倍率之间迅速自动变焦,保证视野清晰。

3. **照明** 照明系统的亮度要适宜并可按需要改变亮度、照明投照角度及位置。同时配置斜照光源与同轴光源照明。照明范围应满足手术需要,亮度要均匀一致。要采用同轴冷光源,并在同轴光源中附设滤光片,以避免强光照射所致的视网膜损伤及术者出现眩光。在变倍过程的同时,光源的亮度亦能自动地随之增强或减弱。

4. **目镜** 无论正像系统还是倒像系统下操作,术者及助手在目镜下所见的影像均必须是正立体视野,二者目镜的焦距必须相同,并可以变倍。可按术者及助手需要而调节的不同屈光度及瞳距的双筒目镜。应具有可供术者和助手需要而改变视角的装置。

5. **支架系统** 具有使整个显微镜完全固定不动的装置。支架转动操作灵活、固定可靠,不妨碍手术操作。具有灵敏而准确地控制升降、水平运动及迅速变倍的脚控开关装置。

6. **防护系统** 能有效保护患者和术者眼睛,避免光损伤,如加装滤光片使术者无须配戴防护镜也能免受视网膜激光损伤。

7. **其他** 容易安装和兼容其他附件设备,如非接触广角观察系统、术中 OCT、摄影及录像等,并同时能进行电视教学。体积不大,容易清洁消毒、维修,而且价格不宜过高。

第一节 眼科手术显微镜的基本结构

手术显微镜主要由光学系统、照明系统、调节系统及支架系统等构成,根据需要配备其他辅助装置,如电教系统、图像资料采集系统、术中 OCT 导航系统、非接触广角镜系统等。

手术显微镜由以下各部分组成。

一、光学系统

光学系统包括目镜（主刀镜、助手镜）、物镜及变倍放大系统（图 2-1），三者共同成像。

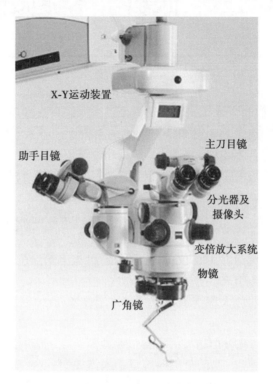

图 2-1　手术显微镜光学系统的基本结构

1. **主刀双目三棱镜及其目镜**　由目镜筒上端的目镜片与其下端的三棱镜构成，放大倍率 10×、12.5×、20×。旋转此三棱镜以调整手术者的瞳孔距离，获得良好的立体视觉。

双目镜通过直式、斜式和可变式 3 种连接方式与镜身相连。双目镜上配有一组 ±5D 的球镜片的调节套筒，可按手术者的屈光度进行调节。若手术者有高度屈光不正或散光，则无法用目镜矫正，应配戴合适的矫正眼镜后再来操作。

手术者的双目三棱镜与镜身轴多呈 45° 倾斜角，使手术者舒适地通过垂直的物镜看清整个手术野，不致发生物像变形。

双目镜筒可内置倒像功能，以配合接触式或非接触式广角观察系统的使用。

2. **变倍放大系统**　装在目镜与物镜间，系快速变倍放大装置，物像放大倍数多为 3.5×~40×。手术显微镜下，某一定距离处的放大倍率及其可见的视野范围与景深，是由目镜与物镜联合决定。例如，可增加目镜的屈光力或减少目镜与物镜间的距离，以增加放大倍率、缩小视野范围及缩短景深。

3. **物镜**　为单片镜，装在显微镜镜身下方的末端。一般物镜与手术野间的焦距以 150~200mm（即手术操作距离，常用 175mm），最适宜于显微眼科手术。若小于 150mm，在术中操作时器械易与显微镜相碰触而被污染；若大于 250mm，术者在过长的操作距离下进行操作，常难以适应。

4. **助手镜**　可安装独立调焦和变倍装置的旋钮,调节不同的焦距和放大倍率,也可将助手镜固定同步主刀镜的焦距和倍率。助手镜与主刀镜多固定为 90° 角,有利于配合主刀进行操作。助手镜多设计为能围绕主刀镜呈不同角度旋转,以调整助手的配合位置。理论上,助手镜与主刀镜应齐焦,但因助手镜的物像是倾斜的,其放大倍率应低于主刀镜,助手镜所见的手术野应略大于主刀的手术野,其景深宜深,以便更好配合手术。

大多手术显微镜的助手镜是安装在主刀者镜身的分光器上,与主刀者同一光源照明,这样不仅能使主刀者与助手保持在同一手术野,而且两者可保持在同一放大倍率下操作,以提高助手在手术中的作用。

5. **其他装置**

（1）分光器:装在双目棱镜与镜身间,可连接摄像、电视装置、助手镜及观察镜等。分光器是安装在双目棱镜与变倍器间,这样将增加目镜到手术区间的距离 3.5cm,同时术者的操作距离也将增加,因而可使术者感到不舒服。分光器还会减低手术野的照明度,故若手术显微镜装有分光器应有提高光线照明度的装置。

眼科手术显微镜要求手术眼与物镜相距 150~200mm；手术者的目镜相距手术眼以 350~380mm 最为适宜。如果在显微镜上安装分光器,将会加大操作距离,此时可选用较短的目镜筒及较短焦距的物镜,以代偿增加了的操作距离。若手术者的身高低于平均身高,则可使目镜倾斜 15° ~20°,以求得到代偿。但在倾斜的手术野中,高倍放大率的下方手术野不能获得清晰的物像,故不适合选用高倍镜,应选用低倍镜以获得较大的手术野及清晰物像。

（2）镜身倾斜及旋转装置:为了适应手术者的需要,手术显微镜上应有能使镜身向各方向旋转或倾斜处于万能位置上的装置。

（3）景深增强系统:新一代的眼科手术显微镜配有内置景深增强系统,可增加景深,获得更好的立体感。

（4）滤光片:可根据不同的防护和观察需求,选择安装蓝光保护滤光片、荧光滤光片、视网膜保护装置等。

二、照明系统

照明的光源设置有两种:内光源,即光源组合于显微镜内,照射方向与显微镜同轴,适用于深部组织的照明；外光源,即光源位于显微镜外,分为同轴和不同轴照明系统两种。为了使物体面具有足够的照明度,光源大多采用卤素灯或将光导纤维引入显微镜中,并通过物镜射向术野。某些手术显微镜同时具有内外两种照明系统,以及裂隙灯照明系统和角膜曲率照明系统。

据照射角度,眼科手术显微镜可分为三种类型:

（1）斜行照明,光线与被照明物呈 20°。斜照光源为眼前节手术常用的照明。

（2）斜裂隙照明,光线与被照明物呈 35°,裂隙灯照明系统可更清楚地观察眼部细节。

（3）与同轴照明,光线来自镜身中的光导纤维,并与被照明物呈垂直方向。高质量的眼科手术显微镜具有完全同轴的光源。同轴光源照明可通过瞳孔区映照出视网膜红光反射,可显著增加白内障手术操作的准确性,同时也可加装角膜曲率照明系统辅助完成针对角膜曲率的评判。

三、安装系统

手术显微镜的安装系统有以下几类：

（1）立式（落地式）支架：最常用，其底座装有滑轮能移动（图2-2）。

（2）悬吊式支架（天花板式）：支架悬吊并固定在天花板上，回旋余地大，节省空间，无电源线干扰（图2-3）。

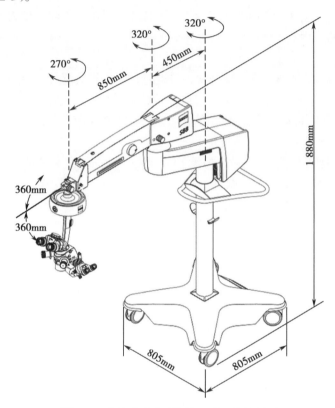

图2-2　落地式手术显微镜尺寸及旋转装置

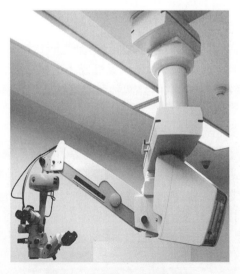

图2-3　天花板式手术显微镜

（3）壁挂式支架：悬挂在墙壁上，以避免占用地面空间。

（4）台式支架：可将其放置在手术台旁使用，多用于简易的手术显微镜。

四、调节系统

调节装置一般利用脚踏控制板、手动或液压的机械方式进行调节，现大多采用脚踏控制板连续或分级变倍、升降及 X-Y 轴方向移动调节（图 2-4）。

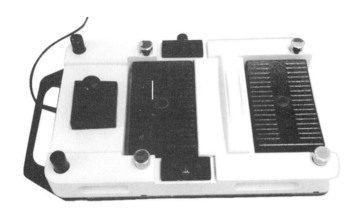

图 2-4　显微镜脚踏调节装置

1. **同轴旋转装置**　手术显微镜的镜身被悬吊固定在同轴旋转枢纽上，手术者旋转此枢纽，使固定镜身的支持臂，沿着枢轴移动，使镜身能移到手术野的中心，并旋转整个镜身，以使双目镜正好对准手术者的双眼（见图 2-2）。

2. **X-Y 运动装置（水平向运动装置）**　包括两种运动，即前后与左右水平方向两种。术中为了准确保持灯光照明在手术野正中心区，特别在用较高放大倍率下进行操作时，这是一个不可缺少的装置。

3. **焦距及放大倍率的控制器装置**　为了方便手术者在术中能任意地对显微镜下的物像的清晰度及放大倍率进行调节，将调节控制器的开关装在一脚控开关板上，通过电动机控制其功能。脚踏控制板上有能控制镜身上升或下降的粗调及细调控制器各两个；快速变倍放大控制器一个及上述的 X-Y 运动装置一个。

4. **复位功能**　新型显微镜一般设置有全自动复位或手动复位功能，可将镜头位置和焦距自动恢复至初始位置。

五、显微镜各旋钮消毒保护罩

为了在无菌手术过程中，手术者可直接对显微镜身的部件随时调整，按各个部件的旋钮形状特制了可以消毒的橡胶罩，使用时可套在各调节旋钮上，以供手术者使用。

六、附件设备

包括示教镜、照相机、录像机、摄影机、电视机接口、角膜曲率测定装置、术中光学相干断层扫描系统（OCT）和非接触式广角观察系统等。

第二节　眼科手术显微镜的主要性能与选择

显微镜性能应满足眼科显微手术的基本要求,但是功能越多、质量越高,价格也相应越贵。因此,应根据用途、资金条件来选择。基本功能应具备:①同轴照明,照度在 60 000lx 以上;②立体感强,景深范围在 4~5mm 左右;③主刀和助手镜均为 0° 轴,立体镜,二者的焦距和放大倍数一致。

一、目镜图像的重合一致

手术显微镜各目镜中图像应当重合一致,其中主要是双目实体显微镜,手术者两眼所见图像的重合性要好。检测方法:用显微镜中的 1 对目镜的任何 1 个,将其视度调节在 0 位上,以单眼观察。在物像位置上,放一张画有"十字线"的白纸,调整后使"十字线"达至最清晰。移动白纸将"十字线"的交叉点位于目镜视场中心。在"十字线"与视场边缘的 4 个交接处,画 4 条线,再观察另一目镜应位于同一位置,双眼同时观察时,则应完全重合。

二、照明与清晰度

照明应聚光良好均一,照明区与显微镜的视场需重合一致。光源的物理性能应适应手术的需要,在较长手术期间,光源不应使创面受到损伤。照明光线的亮度必须充足,至少要清晰地分辨出 11-0 线,以及缝合后线的状况。尤其是需要高倍放大的情况下,更需要较强的光线。目前大多采用冷光源和导光纤维来实现较强的亮度。

三、适度的景深范围

手术显微镜要求对术中较浅或较深部位均能观察清楚,立体感强。在深浅范围不大的情况下操作时,不需调整焦距。因此,对手术显微镜应有一定范围的景深要求。调整显微镜焦距时,应使目镜视场中心处最清晰为止。手术显微镜应聚焦准确,手术视野有一定范围及深度,手术者应有良好的立体视觉、适当的放大倍率及适宜的照明度。

四、放大倍率的调整

眼科显微手术时,术中不同阶段或不同部位需不同的放大倍率。因此,最好选择能够变倍的显微镜。若能用脚踏控制板迅速放大或缩小倍率,既可节省时间,又能方便手术操作。通常要求显微镜的放大倍率不低于 5 倍。

五、手术视野

手术显微镜应有较宽的视野。在 4~6 倍下,视野范围为 35~50mm。这样大的镜下视野,在缝线结扎时尤为重要。同一手术显微镜的放大倍数越大,手术视野(简称术野)也将相应缩小。用于眼底手术的显微镜,最好配备广角观察系统,该系统下眼底视场角可达 130° 左右。

六、工作空间与操作距离

手术显微镜应符合工效学要求。合适的工作距离,使手术者舒适而不易疲劳,能较长时间连续工作。

七、显微镜的移动及其调焦

手术中可通过脚踏控制板使手术显微镜升降,以调整焦距。手术显微镜附设 X-Y 轴移动装置,可做前后或左右移动。最好同时配备一键复位位置和焦距功能。

八、控制系统

手术显微镜的控制操纵系统最好是全自动化,在升降、微调、变倍或移位时,应稳定可靠、无噪声和不震动,配备一键复位功能。

九、兼容性

手术显微镜应能方便地和其他眼科检查设备组合连接,如和 OCT 连接实现术中实时观察黄斑情况,和血管成像设备连接术中实时观察视网膜血流情况等。

十、机械连接

手术显微镜由多部件连接而成,它的底座、立柱、横臂及各活动连接处应坚固稳定,调节灵敏。当横臂在升降时,显微镜应无颤动感。整机推移轻便,锁定装置可靠。

第三节 眼科手术显微镜的操作方法及其注意事项

手术者进入手术间后,在尚未洗手及对手术眼进行消毒时,应先检查与调节好手术显微镜,其步骤如下。

一、安放手术显微镜

将手术显微镜和手术台摆放在合适的位置,控制脚踏摆放在脚边,再将悬吊显微镜的支臂的两个大旋钮拧松,然后打开照明系统的开关,将照明光线调到术野的中心(可以角膜为准)。再固定以上两个大旋钮。此时,手术者应舒适地坐在软质的、可供升降的手术椅上,然后再进行以下各步骤。

二、调整主刀镜和助手镜的位置

大多数新型眼科手术显微镜都可以调整主刀镜和助手镜的角度和高度,眼科手术显微镜的主刀镜与助手镜推荐放在相互呈 90° 的位置上;可根据身高和手术桌椅的高度调整双目镜与镜身至清晰舒适的角度。

三、调节双目三棱镜的屈光度

手术者应按各自的屈光度,旋转并调节目镜上的屈光度刻度指示线,以矫正其屈光不正。使双眼分别单独在手术显微镜下,所见的物像清晰度相等。正视眼只要将目镜筒上的旋钮调在 "0" 处;若手术者的屈光度超过 ±5D 或有散光,则需配戴眼镜予以矫正。

四、调节瞳孔距离

手术者必须调节好双目镜间的距离,匹配各自的瞳距。这样两眼分别在目镜下所见的物像范围相等,在术中可获得双眼单视,方能准确而细致地进行手术操作。

五、选定手术显微镜的放大倍率

先检查并试用脚踏电控调节板上的快速变倍控制键钮,以检查其功能是否正常。一般用 5~6 倍放大倍率作眼前段手术,仅在术中的某特殊步骤时,如放置角巩膜缝线、小梁切除术作巩膜瓣时及小梁切开术辨认 Schlemm 管时,可将放大倍率增至 10~15 × 。通常主刀者的显微镜放大倍率范围为 5~10 倍,而助手显微镜为 4~10 倍。但应指出,显微镜的放大倍率愈高,给手术者带来的困难会愈大,因为随着放大倍率的增高,手术野的范围不但缩小,而且景深也会越加缩短(表 2-1)。因而放大倍率愈高,对手术者的操作要求更高,更应具有熟练与精巧的技术。故选定手术显微镜的放大倍率的原则是用最低的放大倍率,获得最佳的操作效果。

表 2-1   放大倍率与术野范围、景深的关系

放大倍率	术野范围 /mm	景深 /mm
2 ×	100	8.0
4 ×	50	2.5
10 ×	20	0.6
20 ×	10	0.4

六、调节手术显微镜的焦距

电控调节板上的脚踏键钮以调节镜身的升降,调节好焦距,使通过双目镜下的物像清晰,调整至以能清晰地看到虹膜纹理或球结膜小血管为标准。

七、旋转显微镜镜身的支持臂

完成了以上 5 个步骤后,只需拧松悬吊与固定镜身的一个大旋钮,使镜身离开手术区,以便对手术眼进行消毒、铺巾等术前准备工作。因为通过前述的五个步骤后,显微镜已安放妥当,如果再将两个转动镜身的大旋钮同时拧松,必将又得重新调整,延误手术时间。

八、一键复位功能

新型显微镜多设有一键复位按钮,也可以使用复位功能将显微镜的放大倍率、焦距和镜身位置复位至初始状态,复位后再通过脚踏控制调整至合适的放大倍率和焦距,以替代上述的五至七步骤。

九、显微镜下手脚运动的基本要求

操作时始终保持手稳、器械稳。可利用腕托、臂托放松手臂的张力,以加强手的稳定性;也可将小指固定在患者的额头上,以减少操作中手的颤抖;可用手的旋前与旋后运动完成较大幅度的操作;可用手指的环状运动完成小幅度的操作;每次操作仅移动一个器械;利用直视线索进行手术,避免仅靠感觉线索的操作;及时调节手术显微镜的焦点,为了更准确地操作,最好赤脚控制脚踏开关;及时利用脚踏开关调节显微镜的放大倍数及视野中心位置。

第四节　手术显微镜的维护检查

手术显微镜是复杂的光学仪器,其精密度较高,价格昂贵,易损坏且不易恢复,使用不慎极易造成巨大损失。除应掌握正确的操作方法外,还需合理而有效的维护和保管。

一、使用注意事项

1. 使用前应掌握显微镜的构造和使用方法　不可将显微镜上的螺丝旋钮任意旋转,以免造成严重的破坏;显微镜在装配工艺上精密度要求较高,因此安装过程中要经过严格复杂的调试,使用中如随意拆卸很难准确恢复。

2. 正确开机、关机　开机时先连接电源,再打开镜臂上的总开关,机器自检;用毕,先关总开关,再断电源。不可在没有通电的情况下硬拉或转动镜臂。

3. 保持显微镜的清洁　当液体、油污、血渍污染镜头时,切记不可用手、抹布、纸来擦拭镜头,因为手、抹布、纸常带有很小的沙砾,会在镜面上划出痕迹;当镜面有灰尘时,可用专业的清洁剂(无水酒精),用脱脂棉擦拭,如污垢严重擦不干净,不要强行擦拭,要请专业人员来处理。

4. 照明系统内有极精细的装置,肉眼不易直接观察到,不可用手指或其他物品伸入照明系统中,有可能导致意外的破坏甚至无法恢复。

5. 手术结束后,应切断手术显微镜电源,收拢相应线路,不能扭曲,将显微镜擦拭干净,横臂收拢,悬挂好脚踏,旋紧制动手轮,底座的刹车锁定,再把显微镜镜臂升至最高适当位置,并将光学单元移至不易碰撞处,罩上防尘罩,置于清洁干燥的贮藏室。手术室或贮藏室内必须设有空气除湿设备。

6. 显微镜出现零件损坏时,需请专业工程师维修更换,切勿擅自尝试维修,非专业人员操作可能导致显微镜损坏加重。

7. 尽量固定在一个房间使用,由专人负责定期养护,延长使用寿命。

二、显微镜的保养

1. 显微镜的照明灯泡,灯泡的寿命与灯泡的使用时间和使用方法密切相关。灯泡开启亮度应由弱到强,在弱光时应持续亮一段时间,再开到强光,以避免突然的高压冲击损坏光源,开启后尽量到使用完后再关掉灯光。备用灯泡应该有所准备,以备及时更换,若灯泡损坏更换时,一定要对系统清零,以免给机器带来不必要的损失。

2. 为了满足手术过程中对手术部位的选择,视野大小、清晰度的要求,医生可通过脚踏控制板调节位移光圈、焦距、高低等。调节时要轻动、慢进,到达极限位置时,要立即停止,超时空转会损坏电机而导致调节失灵。

3. 显微镜的光学零件易生霉、生雾和脱胶。因此,要避开高温、潮湿、温度骤变和含有酸碱腐蚀性气体环境。整机存放应离墙1m。室内湿度不应超过60%~65%。

4. 光学镜片表面若沾有手印、污斑或其他污染时,禁忌用手、纱布或其他粗糙布料擦拭镜头。应用脱脂棉花蘸95%酒精(或无水乙醇)和乙醚混合液(1:4~1:1,气温偏低时乙醚比例可增大),轻轻擦拭镜头。

5. 显微镜的镜头在每次用完后,尤其是梅雨季节,应将其从支架上拆下,放入专用镜箱内,内置硅胶干燥剂,存放于阴凉干燥处。

6. 采用冷光源和导光纤维者,对导光纤维应注意保护。导光纤维是一束数万根玻璃纤维丝组成的光缆,刚柔适宜,但不能用过大的力量拉伸;弯曲时,弧度不宜过小,更不要压上重物,以免折断或压断玻璃纤维丝,影响照明度。

7. 各机械调节活动部分,应定期进行保养清洗,以去除油污,并注上润滑油。

（潘钦托）

第三章　眼科显微手术器械

第一节　眼科显微手术器械的一般要求

不同的手术者和不同的手术对器械的要求不尽相同,因此尚需有特殊设计的显微器械,以满足不同手术的要求。尽管不同器械的设计和使用相差很大,但一般应符合如下要求。

1. 眼科器械长度在 10~12cm 之间,重量不超过 80g。因眼科显微手术操作空间的限制,如器械过长,易触碰显微镜造成污染。而器械太重,不仅影响操作的灵活性,而且长时间握持可导致手部颤动。

2. 表面无反光,避免术中反光影响操作;表面行防滑处理,如把柄处设计花纹防止滑脱,利于稳固握持。

3. 把柄应具有良好的弹性。弹性太大,需要较大的力量维持,手感差容易疲劳,导致手颤抖。弹性太弱,器械尖端开启无力,尖距过窄,不利于操作。

4. 器械的咬合部要平整、光滑,咬合严密,光滑无毛刺,以防夹线不牢或锐利的边缘割断缝线。

5. 器械的关节运动滑顺,缝隙严密防止异物嵌顿,影响器械开启。

选好显微器械后,应该预先在手术显微镜下检查及试用,检查其弹性是否适当,长度是否合适,持针器持针是否稳固,打结镊和持针器能否夹住 10-0 或更细的缝线,剪刀刃部的锋利程度,关节部分是否灵活等。

第二节　眼科显微手术器械简介

一、显微镊

显微镊是眼科手术中的常用工具,用于夹取、固定和分离组织。

显微镊全长约 10~12cm,尖端精细,尖端的平台接触面长约 5mm,且对合良好。非使用状态下镊尖相距为 6~8mm,手持显微镊准备操作的工作状态时镊尖间距为 4mm 左右。显微镊柄部为扁片形,夹持力好,重量轻,且易于制造。显微镊的内侧面有 1~2 个定位销(图 3-1),有防止尖端错位的功能。

1. **有齿镊**　有齿镊的镊取功能主要在于镊齿可使组织变形,尽管它的夹持面很小,但却有良好的牵拉能力,尤其适合于精密的"点"夹持和固定(图 3-2)。

其夹取力在两齿之间。开启是由于两端的镊齿暴露,对组织可能有划伤,但当关闭后可作为一种钝性器械,进入眼内等精细组织。有齿直镊一旦咬住了组织,作用力就告完成,完全关闭镊取部并不是夹取组织的目标,反而会损害组织。镊齿的大小和尖锐度必须与被镊

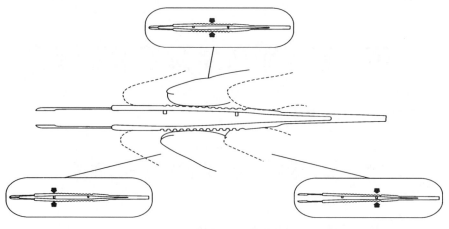

图 3-1　通过定位销调整夹力

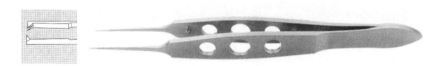

图 3-2　有齿直镊

取组织的厚度和质量相符。现代的有齿镊多配有定位销来预防镊尖及镊齿完全关闭。对于坚韧的组织如角膜和巩膜,镊齿必须尖锐才能穿入组织,固定夹持。

　　有齿镊主要利用其末端的小齿来抓取较坚硬的组织,如眼睑皮肤、筋膜、肌腱、骨膜以及角膜、巩膜等。选用有齿镊时还应注意镊齿的长短,作角膜、青光眼、白内障等手术时,最佳齿长为 0.12mm,故 0.12mm 镊齿的显微镊是目前最常用的显微手术镊。此外,双齿微镊对夹取微小组织更为适用。

　　2. **无齿镊**　按其尖端的形状可以分为直镊和弯镊。弯镊打结,不挡视线,便于操作(图 3-3);直镊打结灵活方便(图 3-4)。其尖端部分细而光滑,平台部分长约 5~7mm。人工晶状体镊均为弯镊,弯曲部分长约 10~12mm,用于植入人工晶状体的后襻。有的显微镊一侧尖端咬合部呈锯齿状,可增加夹持组织的牢固性。

　　无齿镊主要用于夹持脆弱娇嫩的组织,如球结膜、血管、神经等。对角膜、巩膜等坚韧组织应使用尖齿镊以便镊齿能穿入组织而达到牢固夹持的目的。

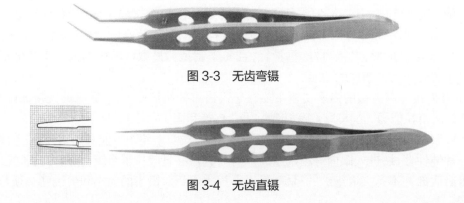

图 3-3　无齿弯镊

图 3-4　无齿直镊

3. **撕囊镊**　撕囊镊用于白内障手术中的连续环形撕囊,其设计类似无齿弯镊,而在其尖端有一垂直向下的尖端,用于刺破并夹持囊膜(图3-5)。撕囊镊的夹持部分应对合精密,否则可导致无法夹持住游离的囊膜瓣。此外撕囊镊尖端应小巧灵活,稍有张力。一些适用于微小切口超声乳化手术的23G撕囊镊(图3-6)设计类似于内界膜镊,可通过0.8mm切口进行环形撕囊。

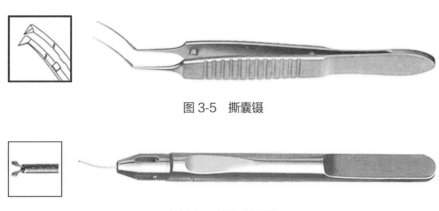

图 3-5　撕囊镊

图 3-6　23G 撕囊镊

4. 视网膜镊用于剥离黄斑前膜、玻璃体视网膜增殖膜等,也有更为精细专用于内界膜剥离的内界膜镊。有垂直方向或不同角度视网膜镊,其头端及两叶末端形状各异,有的头端弯成直角,也有的末端为钩子形状(图3-7)。视网膜镊头,需安装在配套设计的手柄上使用。

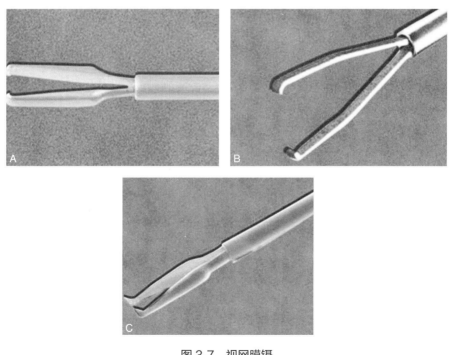

图 3-7　视网膜镊
A. 视网膜镊;B. 内界膜镊;C. 内界膜钩

5. 眼内异物镊   眼内异物镊有两种类型,一种尖端三爪或四爪,另一种尖端平直为平镊,适用于摘除较大或表面光滑的异物(图 3-8)。眼内异物镊头,也需安装在配套设计的手柄上使用。

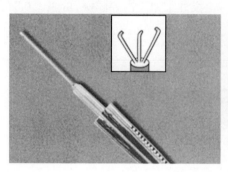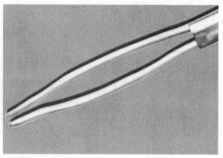

图 3-8   眼内异物镊

二、显微剪

眼科显微剪因功能不同,其长度和尖端刀刃部分设计相差较大。尖端刀刃有直和弯两种,弯剪利于灵活操作,且不挡视线,应用最多;直剪多用于切口的修剪。

常用的显微剪有如下几种:

1. 角膜剪   多为弯剪,把柄较长,利于握持。刃口长约 6~7mm,闭合时剪尖较钝,操作时不易损伤组织,可以双方向剪开。用于剪开角膜移植植片和内眼手术的角巩膜缘切口(图 3-9)。

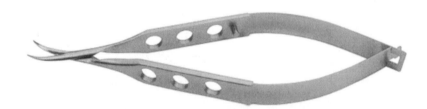

图 3-9   Castroviejo 角膜成形 - 切除剪

另一种角膜弯剪刀分左和右两种(图 3-10),分别作角膜左、右或上、下侧切口,操作时配套使用。剪尖到关节长约 10mm,外侧剪刃较内侧长 0.5mm,全长约 102mm。多用于白内障摘出角膜切口的延长或角膜移植术中角膜植片及植床的制作。

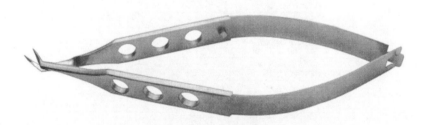

图 3-10   Anis 角膜弯剪

2. **显微型手术剪（Vannas 剪）**　为眼前段显微手术最细小的剪刀。其前端的刀叶有直、弯形或呈角形,尖端可为尖或钝形,常用于小梁切除术中剪除角巩膜小梁组织（图 3-11）。

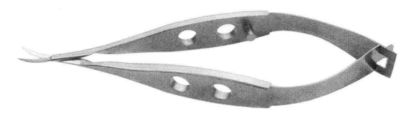

图 3-11　Cohan-Vannas 弯剪

3. **线剪**　具有锐利的弯形尖端,但不如装有弹簧且能做精细手术的结膜剪（图 3-12）。

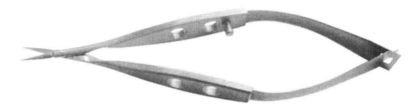

图 3-12　Storz 细直线剪

4. **结膜剪**　结膜剪尖端的两叶间相距较大（5mm）,以易于连续地做较长的结膜切口及分离结膜下组织。两叶剪柄的末端需有一个弹性良好的钢质弹簧,剪刀的尖端为钝头（图 3-13）,以利于做结膜瓣或行眼肌手术时进行钝性组织剖分,且刀叶的弯曲度最好与巩膜的弯曲度一致。其刀叶长约 15mm,剪的全长为 100mm,剪柄与刀叶间呈 30° 角,因此在手术显微镜下操作时,手术野内只能见到剪刀叶,而剪刀柄在视野范围以外。

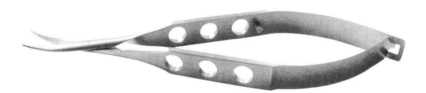

图 3-13　结膜剪

5. **眼内剪**　用于玻璃体网膜病变的机化条索、增殖膜及积血的剪切,其结构如图 3-14所示。为方便术中进行不同方向的操作,设有垂直、水平及斜面三种类型。水平剪有不同的倾斜角度和长度,主要用于分离视网膜前膜;垂直剪包括前后剪切的垂直剪及左右剪切的垂直剪,前者刀叶与柄垂直,主要用于剪切与视网膜面平行的膜或桥状条索,后者用于剪切玻璃体腔内的各种膜和条索。

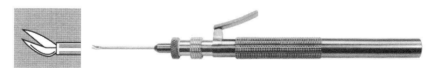

图 3-14　Rappazzon 眼内剪及其手柄

眼科显微剪较易损坏,在使用时不可剪坚韧的组织,应经常保持清洁、保持刀刃口锋利,防止跌落、碰撞,损伤剪尖。

6. **眼科剪**(图 3-15) 非显微手术器械,但常在显微手术中配合使用,多用于分离眼外肌、剪开结膜、分离筋膜囊、剪开无菌切口胶贴。眼科剪操作往往欠灵活,尖端较为粗大,不能用于细微组织的分离、剪开和切断。

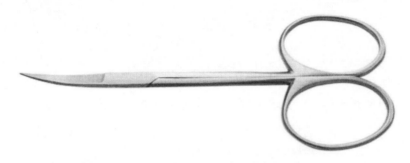

图 3-15 Storz 眼科直剪

三、持针器

显微持针器分为柄部、关节阻栓部和持针部三部分。全长约 120~140mm。前端的持针部长约 7~10mm,尖端呈钝圆形,咬合面光滑,闭合良好,边缘无棱角,能够夹持缝针和缝线进行打结。弹簧式(图 3-16)的柄呈半圆形或,内侧面有定位销,防止用力过大损伤前端的持针部咬合面,非使用时因弹簧的作用,持针部自动张开约 3mm。弯的持针部前段角度在 30°~45°,使用时轻轻旋转手指并向前推动缝针,即可完成缝针的进针动作。

普通手术持针器用于上直肌固定缝线和眼睑部皮肤等操作的缝合(图 3-17)。

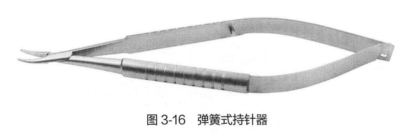

图 3-16 弹簧式持针器

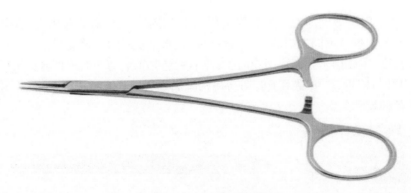

图 3-17 Corboy 持针器

四、刀柄及手术刀

刀柄有两种基本类型。一种为解剖刀柄,刀柄结实,不易损坏。使用 11 号的小尖刀片(图 3-18),用于切开皮肤、巩膜瓣的解剖以及角膜缘的切开。

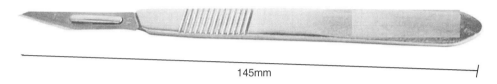

145mm

图 3-18　普通刀柄与刀片

第二种为弹簧式刀柄(图 3-19),剃须刀改制成的尖刀片作刀具。用时需要把剃须刀片对半折断,以 45° 斜角将刃面断成小片,每片具有 4~6mm 的锋刃,夹于刀柄的刀片钳口内,其尖端与刀尖成一条直线。用于作皮肤、角膜、巩膜等组织的切开,操作灵活,更换简单,刀刃锋利。由于刀刃较软,不适宜于作较厚的皮肤切开,以免破损致伤口内残留异物。

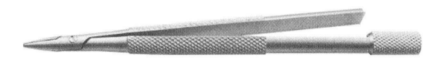

图 3-19　弹簧式刀柄

白内障超声乳化吸除术的专用手术刀,包括巩膜隧道分离刀、前房穿刺刀、角膜穿刺刀(图 3-20)。刀柄为高分子聚合材料,刀片固定于刀柄上。因其刀尖极易损坏卷曲,使用时要轻取慢放,用毕清洗干净,用塑料套保护刀刃。隧道分离刀的前端和两侧均有刀锋,刀体部略厚,3.5mm 宽。有直和弯的 2 种,弯的刀片与刀柄呈 15°~45° 角。角膜穿刺刀(又称 15° 刀)的刀尖薄而锐利,仅一侧有刀锋,用于作周边角膜侧切口。

钻石刀,基本结构由刀和刀柄组成。钻石刀的宽度有 1~3mm 等规格,厚度 0.2~0.5mm,宽度和厚度可以根据要求制作,刀锋的形状有斜形、棱形(双刃)、三刃刀,因不同用途其形

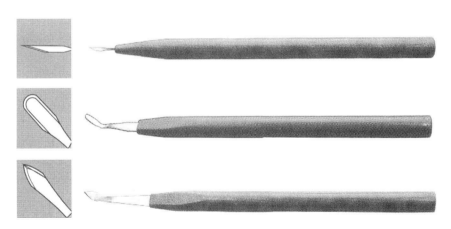

图 3-20　白内障手术用刀

状亦不相同。刀锋的长度可以调控,特别适用于放射状角膜切开或白内障摘除等手术。刀柄由优质金属制作,通常为铁、不锈钢和其他珍贵金属。刀柄前端有钻石刀固定装置和刀锋保护装置,后部为带有刻度的刀锋长度调节装置(图 3-21)。刀锋长度可以根据需求进行精确调整。

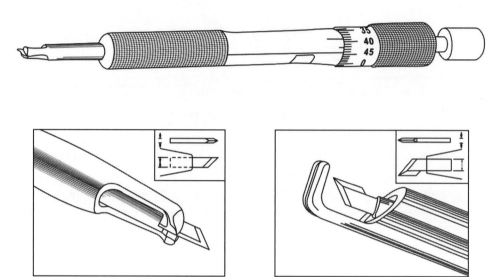

图 3-21　钻石手术刀

五、虹膜复位器

其末端钝圆光滑,用以使脱出的虹膜复位、分离虹膜前及后粘连、辅助人工晶状体植入、整复粘连在切口或伤口的玻璃体(图 3-22)。

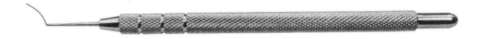

图 3-22　虹膜复位器

六、冲洗针头

冲洗针头多用 27~30 号针头,末端钝圆,呈 30° 的弯曲角度(图 3-23)。用于冲洗泪道、结膜囊和前房,湿润角膜、使虹膜复位、整复脱出的玻璃体和前房形成,使角膜切口水肿而密闭等操作。

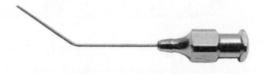

图 3-23　冲洗针头

七、劈核器

晶状体劈核技术自 1993 年由 Kunihiro Nagahara 提出后,被白内障手术医师广泛使用,该方法可通过机械劈核来减少超声乳化能量的释放。劈核器需具备良好的刚性与弹性,以便处理不同硬度的核块。其尖端有一弯折尖端,长度 1~2mm 不等,可有一处或多处刃口(图 3-24)。此外一些劈核器尖端可有一钝圆形设计(图 3-25),可对晶状体后囊有一定的保护作用。除常规的劈核刀之外,一些针对硬核白内障所设计的预劈核器(图 3-26),可通过埋入核块内将核块分开。

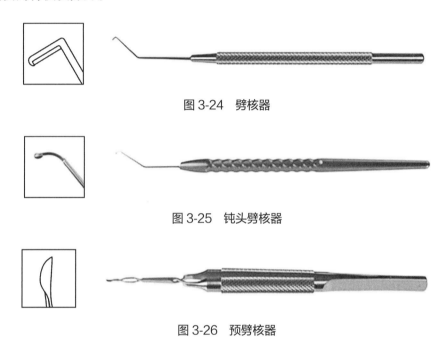

图 3-24　劈核器

图 3-25　钝头劈核器

图 3-26　预劈核器

八、开睑器

简单的开睑器为钢丝开睑器(图 3-27)制成,每页宽约 14mm,开睑范围宽约 18mm。开睑时眼睑缘形成六边形,当成正六边形时,暴露面积最大。此外还有杠杆式开睑器等。

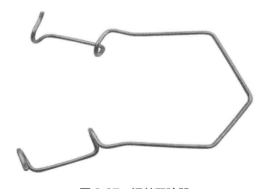

图 3-27　钢丝开睑器

第三节　眼科显微手术器械的保养、维护和消毒

眼科显微手术器械均由良好的不锈钢制成,非常精细小巧,价格较昂贵,应有专人予以特别料理与保护。正常情况下,每件器械都可连续地使用若干年,也常因保管不当而导致破损。术毕清洗器械时,切勿让器械互相碰撞,有条件者可先用超声波清洁器清洗,热气烘干后,再消毒。平日要做到三要三不要:

三要:①保持显微器械的整洁,有条不紊地排列在手术器械台上;②每次使用后,须立即尽快地冲洗干净;③要细心地将器械放回原装的器械盒内。

三不要:①不要让血痂或组织粘固在器械上;②不要用盐水(用蒸馏水)冲洗器械;③不要用羊毛、棉花或纱布等有纤维物擦器械。

术后必须对手术器械进行清洁、消毒与储藏。超声浴清洗完毕后,应进行空气热浴烘干,将每一件器械的头端套上小塑料套管加以保护,然后再细心地将器械包裹或放置在器械盒内。应将器械分开放置在器械盒或器械盘内,尤应注意精细的器械,不能与一般的器械混放。

多数的显微手术器械可采用高温高压灭菌。但许多锋锐的器械,最好用气体消毒法——环氧乙烷(ethylene oxide)消毒法,此气体可进入有孔隙的材料与细小的裂缝中,环氧乙烷与蛋白质分子结合成与细胞内接近蛋白质分子的水分子产生烷基化作用,或与硫氢基、氨基相结合,使细胞中毒而被杀灭。但此种消毒法耗时长,消毒后需有一定时间通风,以消除环氧乙烷气体。塑料或其他可被热或蒸汽损伤的制品,最好用环氧乙烷消毒法。目前虽有多种配方的器械消毒液,可供手术器械的浸泡消毒,但均不如高压消毒或环氧乙烷消毒有效,最好不能将其作为常规的消毒法。

必须认识到所有的消毒液对眼内组织均产生毒性作用,尽管手术前已反复冲洗器械以防消毒液进入眼内,但是微量残留的消毒液对于内眼组织尤其是角膜内皮的损害仍是不容忽视的。

第四节　手术显微镜下显微器械操作的基本方法

显微镜下手术训练的重要内容之一是使用显微器械。持针器与显微镊是显微器械中最常用和最重要的器械。在显微镜下,它们代替医生双手的动作,一般术者右手拿持针器,左手拿显微镊。持针器的主要用途是夹针、拔针、打结。运用持针器末端的夹持部位进行操作最为方便。训练手指主要是拇指、示指、中指的三指协同操作及持针器应像执笔式,夹于拇指、示指之间,放在中指之上。执针力量应适当,做到持针稳健,且方向可以随时调节。手指持针力量不足,可引起针的偏歪或脱落;手指持针力量过大,又可导致针的弯曲和断裂。

显微镊主要用于分离、夹持组织,并协助进针与出针,夹线打结。由于显微镊尖细而尖,使用时动作要轻柔,不要损伤重要的眼组织。夹线时力量要恰当,不要侧折,否则容易损坏缝线或引起缝线滑脱与断裂。

持针器与显微镊的协同动作是在显微镜下打结。打结是缝合中最多的动作,每缝合一针要打三个结。持针器与显微镊协同幅度过小时,往往不容易形成套结;幅度过大时容易超

出显微镜的视野与景深,甚至将线尾拉脱。如结不牢,会影响组织对合,导致渗漏。所以打结的速度和质量是衡量显微技术熟练程度的一个重要指标。

　　另外,要养成在镜下及时找到缝针缝线的习惯,而不要每缝合一针,就离开目标找一次,避免费时和引起眼疲劳。找针的方法有两种:一种为顺式找针,即每缝合一针后,手术者应将针放在视野内,在缝合下一针时,可直接找到,但放针的位置不应妨碍打结的操作;另一种为逆式找针法,应用显微镊夹住缝线的尾部牵拉,使线在持针器中滑移,找到针后夹持住。

(苑晓勇)

第四章 手术材料

第一节 缝针缝线

手术缝针有针尖、针身及针孔（针眼）。针尖形状分圆形、三角形、铲型等多种，针身弯曲度可分为弯形、半弯形及直形。手术选用缝针时，需依眼部组织的层次、结构，选用时必须注意针尖的锐利度及针的大小。显微眼科手术缝针是用以引导 5-0~11-0 显微缝线至被缝合的组织中而设计制作的，以达到眼组织的准确部位与深度，使组织尽可能地保持解剖复位状态。目前均采用自带缝线的无损伤型缝针，近 30 年来随着材料学和制作工艺的进展，多种人工合成的优良缝合材料被用于眼科显微手术。术中缝线结扎以可保持切口组织对合张力的最小力度为宜，应尽量减少导致周围组织的损伤与变形，且应选择炎症反应轻微的缝线，以促进组织愈合。

一、缝针

1. 显微眼科手术缝针的基本结构 包括针弦长、针长、针半径、针尖、针身与针直径 6 个部分（图 4-1）。其中弦长可决定缝合的跨度。

2. 缝针的分类 为了避免造成组织创伤，应依缝合部位的深浅，选用合适弯曲角度的缝针。三角形缝针穿过组织时易撕裂组织，故多用在坚韧的结缔组织和皮肤。现在用的缝针种类很多，针尖类型有圆、三角、短刃三角、铲型等；针体形状有圆形、三角形、反三角形、铲

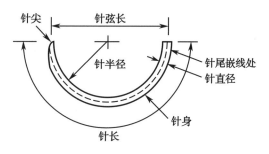

图 4-1 显微手术缝针的基本结构

型（图 4-2）等。铲型针除针尖部外，针身部铲面两侧均有针锋，以利于术后角膜、巩膜组织的缝合，为最常用的类型。按针体弯曲弧度分：有 1/4 弧、3/8 弧、1/2 弧、5/8 弧、3/4 弧、半弯针、直针等形式。众所周知，缝针越直，被缝合的组织越浅。为使角膜及角巩膜组织得到较深的对位，以 1/2 周及 3/8 周两种弧度最适用。针体的直径根据缝合线的规格配置。特殊针尖类型及弧度需专门定制。

3. 理想的缝针应具备的条件

（1）足够的刚性不易折断。钢材要好，在材料一定的前提下，缝针越粗，刚性越好。

（2）有足够的长度，即使持针器夹持后，仍留有穿透一定的组织深度的针身，并便于重新夹持。缝针太短，穿透组织后会因针尖的暴露过短，使得夹持缝针时容易损伤针尖。由于缝线被嵌压在针尾部，为避免在操作过程中，损坏针尖和针尾的缝线嵌压部，故缝针的长度不应短于 5mm。

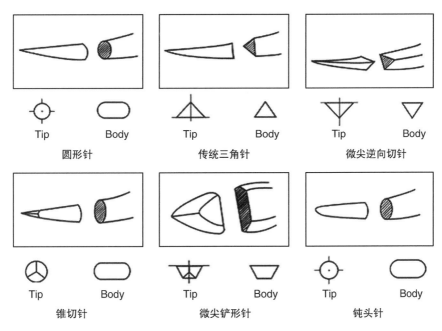

图 4-2 不同类型的眼科显微缝针的形状

（3）有足够的直径,可以形成强硬的尖端和锐锋,并便于埋藏线结。尽管缝针越细对组织的损伤越小,但越细的缝针也越软更易变形,并且还受到缝线粗细的限制,一般缝针直径应大于缝线直径。针体截面直径小固然易穿透组织,但其抗弯强度差且易变形,同时在组织内形成的缝针通道狭窄,难于将缝线埋藏入组织内。所以在角膜、白内障和青光眼手术选用缝针时,必须考虑这些因素。

（4）尽可能不损伤组织。由于缝针针尖的设计不同,在选择缝针时,应尽量根据不同的组织适当考虑缝针的选择。

（5）缝针的弧度与缝合的深度成正比。缝针弧度的选择原则是:缝合的部位越局限或深在,缝针的弯度应越大。如缝针越直,被缝合的组织越浅。因此,为使角膜及巩膜切口或伤口能达到较深的对位,应该选择 1/2 周长及 3/8 周长的弯针。

常用普通手术缝针,根据缝合部位不同有以下数种:

（1）3/8 弧长 3×6 三角针:用于一般的角膜及巩膜的缝合;

（2）3/8 弧长 4×8 三角针:用于巩膜及睑板的缝合;

（3）3/8 弧长 6×17 三角针:用于皮肤的缝合;

（4）3/8 弧长 9×28 三角针:用于五针一线内翻矫正术;

（5）3/8 弧长 4×12 圆针:用于结膜或黏膜缝合;

（6）3/8 弧长 4×8 圆针:用于结膜或黏膜缝合。

其参数以"3/8 弧长 3×6 三角针"为例,其中"3/8"指的是针的弧度,第二个"3"为钢丝直径,单位是 0.1mm,"6"为缝针的针长,单位是 mm。

二、缝线

眼科手术缝线,根据材料来源可分为天然材料及合成材料两大类,按其在组织中的存留时间及性质分为可吸收和不可吸收缝线。在选择缝线前,必须根据不同手术方式、解剖部位、缝线的特点选择最适宜的缝线。

1. 理想的眼科显微缝线应具有下列特点

（1）有一定的柔软性。良好的缝线应该柔软，丝线较柔软，而尼龙线较硬。硬的缝线虽然组织反应轻，但是线头会引起患者不适，甚至穿破组织暴露于外。因此，缝合完毕后应将线头埋藏于组织内。

（2）有一定的弹性。缝线因弹性在一定程度上会伴同切口或伤口的组织肿胀而随之伸长避免割断组织。但是弹性越大，打结时越难以掌握缝线的紧张度。因此缝合时结扎缝线不可过紧，以免引起组织扭曲变形和影响局部的血循环或造成角膜散光。

（3）便于在显微镜下操作，易被术者辨认，易于穿过组织，减少二次损伤。多数眼科用缝线都是有色缝线。编织缝线表面粗糙，在穿过组织时可造成二次损伤。有些缝线在外表加涂层材料是为了加强其抗牵拉力，但是会增加缝线表面的阻力，通过组织的阻力较单丝要大。其优点是打结不会滑脱，组织缝合牢固。缺点是外界的细菌可以通过涂层物质和缝线之间的缝隙进入组织内引起感染。

（4）容易通过被缝合的组织，易于结扎，且能形成牢固的结；尼龙缝线、聚酯缝线、涂层Polyglactin 910缝线的Dexon聚乙醇酸等合成缝线，有很高的回弹性，打结时容易滑脱。涤纶涂层缝线和单丝聚丙烯缝线弹性较低，容易打结，不会滑脱。

（5）一旦组织愈合后，缝线即可完全自行吸收。

2. 缝线的种类规格及特性

（1）制作缝线的材料：用于制作缝线的材料有肠线、丝线、不锈钢丝线、鼠尾线、尼龙线及各种人工合成纤维线，如聚酯（polyester）、聚丙烯（prolene polypropylene）、涤纶（daeron）及最新的人工合成纤维（polyglactin910, vicryl）等。

（2）缝线制作法：有编带状，如丝线、聚酯线；单丝状，如尼龙线及多种新型人工合成缝线。

（3）缝线的规格：按结构分为单股（如尼龙线）或合股（如丝线）缝线。按材料及其成分分为丝线、尼龙线、肠线、聚丙烯线、涤纶线或其他合成材料。由不同材料制成的缝线分为可吸收性与不可吸收性缝线两类，并有弹性及无弹性之区别。按直径分为3~120缝线，常用的有5-0（1mm）、6-0（0.7mm）、7-0（0.5mm）、8-0（0.4mm）、9-0（0.3mm）、10-0（0.2mm）及11-0（0.1mm）线。不同成分的缝线，其直径也有所不同（表4-1）。

表4-1 缝线规格（线径以0.1mm为单位）

线径	规格	
	肠线/胶原线	合成吸收/不可吸收
0.1	—	—
0.2	10-0	—
0.3	—	9-0
0.4	—	8-0
0.5	8-0	7-0
0.7	7-0	6-0

续表

线径	规格	
	肠线 / 胶原线	合成吸收 / 不可吸收
1.0	6-0	5-0
1.5	5-0	4-0
2.0	4-0	3-0
3.0	3-0	2-0
3.5	2-0	0
4.0	0	1
5.0	1	2
6.0	2	3 或 4
7.0	3	5
8.0	4	6

（4）各种缝线的特性：单股纤维缝线由一根线制成，不含隐藏的微生物，摩擦系数低，能平滑穿过组织，组织拖拽极低，且可避免细菌在上附着，如聚丙烯缝线等。但是单股缝线在操作和结扎时必须谨慎从事，因折叠或卷曲可能给缝线造成缺口或薄弱点，以至断裂。多股纤维缝线采用紧密编织而成，强度高，通常比单股纤维缝线更易于操作和打结，打结能稳定地保持原状。多股缝线能增加强度，但没有单股线易缝，且股间缝隙会引起渗出或成为细菌入侵的通道。柔韧性是重要的性能，因为剪后的线头，如尼龙线材料，难埋，并刺激覆盖组织引起患者的不适。多股缝线打结容易，而合成材料缝线，如尼龙线等，由于其回弹性强易自动松脱，涤纶多股缝线和聚丙烯线打结易且紧（表 4-2）。

表 4-2　各类缝线特性比较表

	尼龙线	丝线	聚酯线	聚丙烯线	可吸收线	不可吸收线
延展性	20%~25%	3%~5%	1%	30%~38%	1%	1%
散光控制	佳	差	一般	差	佳	一般
弹性	一般	差	差	佳	差	差
吸收性	否	否	否	否	是	是
水解性	否	否	否	否	是	是
可控性	好	佳	好	好	佳	佳
组织反应性	无	较少	无	无	无	无
缝线颜色	黑	黑或蓝	绿	蓝	绿	绿
单股	是	否	否	是	是	否
编织	否	是	是	否	是	是

续表

	尼龙线	丝线	聚酯线	聚丙烯线	可吸收线	不可吸收线
螺旋状	否	是	否	否	否	否
规格	9/10-0	4/6/8-0	5-0	10-0	7/8/10-0	5/6-0
术式选择	白内障 青光眼 眼部整形术 玻璃体视 网膜手术	白内障 青光眼 眼部整形术 直肌牵引	巩膜扣带术 斜视术	白内障 青光眼 虹膜修复 人工晶状体 固定	白内障 青光眼 眼部整形术 斜视	斜视 玻璃体视 网膜手术 白内障

3. 可吸收缝线与不吸收缝线　眼科手术缝线应具有维持切口或伤口正确对合所需的张力,而且它的持续时间必须足以使切口或伤口得到良好的愈合。但由于眼的不同组织部位的切口或伤口的愈合时间不同,不同缝线能维持切口或伤口有效对合的时间各异,因此,要使切口或伤口完全愈合,务必要认识各种缝线有效维持切口或伤口闭合所需张力的持续时间,以及缝线在组织内吸收的速度。

实际上,不吸收缝线并非真正的"不吸收",随着时间推移会在组织内缓慢降解。故对组织来说,只有吸收快慢的区别。根据缝线在眼组织内被吸收的快慢,临床上可分为以下两类:

(1)可吸收缝线

1)涂层(polyglactin 910, vicryl)缝线:基本上由乙醇酸与乳酸的聚合物制成。此编织缝线,外层的涂层是乙交脂和丙交脂的共聚物与等量的硬脂酸钙混合而成的物质,在体内不会影响缝线的生物性质。它在体内溶解的速度慢,能长久保持其抗张力强度,一旦溶解很快被吸收。在体内2周可以保留原有缝线抗张力强度的55%,3周后保留20%,60~90天后完全吸收。主要用于斜视手术中的肌肉缝合。在皮肤和黏膜下可能引起发臭,如保留超过10天密切随访,必要时取出。

2)聚二氧杂环己酮缝线:是人工合成的可吸收单丝缝线。在体内2周可以保留原有强度的70%,4周后保留50%,6周25%。主要用于斜视手术肌肉缝线及青光眼手术。

3)Dexon聚乙醇酸缝线:为化学合成可吸收多股编织缝合线。在组织内15天之后开始吸收,30天后大量吸收,60~90天后完全吸收。

(2)不可吸收缝线:美国药典将不吸收外科缝线分为三类。

Ⅰ类:捻搓、编织或单纤维结构的丝线或合成纤维。

Ⅱ类:棉花或亚麻纤维,有涂层的天然或合成纤维,所用涂料使缝线变粗而不增加强度者。

Ⅲ类:单股或多股的金属线。

不吸收缝线也分为天然不吸收缝线和合成不吸收缝线两种,天然不吸收缝线主要包括外科丝线和合金缝线。而眼科中应用的不吸收缝线大多为合成不吸收缝线,主要包括以下几种:

1)尼龙缝线:为人工合成不吸收的单丝缝线,具有很高的抗拉强度和极低的组织反应。主要用于眼科显微手术和皮肤手术。在体内尼龙缝线以每年15%~20%的速度水解,故尼龙线不适用无后囊膜支持的人工晶状体固定。单股尼龙缝线有恢复其原来直线状态的倾向

（记忆性），因此与编织的尼龙线相比，结扎时应多打几次结，以确保安全可靠。ETHICON 为高强度而极少组织反应的尼龙缝线，其中非常纤细的型号（9-0，10-0）染成黑色后广泛应用于眼科和显微外科手术。

2）聚丙烯缝线：为人工合成的单丝缝线，是一种线性羟基聚合物的立体异构体。在体内不被吸收、不发生排斥反应，组织反应极轻微。目前认为能保持永久性抗拉强度，维持线结的牢固性较其他人工合成的单丝线强。因此，能长时间固定维持伤口和固定植入组织。主要用于无后囊支持的人工晶状体固定的标准缝线。PROLENE 聚丙烯缝线已被广泛用于眼科、心血管外科、普外科、整形外科等。这种缝线生物学活性较弱，不易于黏滞于组织，易于拆除。

3）聚酯缝线：即涤纶缝线，是由聚酯纤维编制成的，外表涂一层 Polybutilate 润滑剂，使缝线容易通过组织，易于打结，在体内能长久维持其抗张力强度。主要用于人工晶状体固定术以及视网膜脱离手术、眼睑整形手术。

4）聚酯纤维缝线：为一种人工合成的、已经证明能在体内永久存留的缝线，组织反应轻微。主要用于血管手术和人工晶状体植入固定。

5）聚酰胺单丝：是人工合成的不可吸收缝线，组织反应轻，线体柔软，易于打结，无毛细管现象，适用于污染及感染伤口的缝合。主要用于整形外科、表皮及皮下缝合、显微手术和神经血管吻合手术、白内障手术和角膜手术。

6）手术丝线：由蚕丝编织而成，在体内极为缓慢吸收，1 年后失去抗张力强度，2 年被吸收，因其容易操作而广泛应用。主要用于角膜缝合、白内障手术、巩膜牵引。

7）纯丝线：由多股天然蚕丝捻成的细线，主要用于眼科手术。

4. 显微手术缝线的选择 显微手术缝线的选择必须考虑伤口愈合时间、缝线降解时间和愈合后缝线的处理三个因素。缝合的目的是使切口或伤口正常愈合，因此缝线的降解时间要大于伤口的愈合时间。伤口愈合后缝线的存留已无治疗意义，反而会加重炎症反应。例如肌肉组织愈合快，术后拆线困难，应选择可吸收缝线；角膜组织愈合慢，因此手术常常选择尼龙缝线或涂层缝线，但伤口愈合后，要拆除缝线。

伤口或切口愈合速度异常变慢的患者，如年老体弱、营养不良、贫血、肿瘤、糖尿病等，常选择吸收较慢的缝线如尼龙线。术后需要使用激素或抗代谢药物的患者，如青光眼手术使用丝裂霉素、皮质类固醇或 5-FU，切口或伤口愈合较慢，宜选择吸收较慢的缝线。

各种缝线的张力比较接近，影响缝线张力的主要因素是直径的大小。缝线越细越容易通过组织；缝线越粗越难通过组织且组织反应越明显，缝合时容易引起组织变形。炎症的程度不仅与缝线的材料有关，而且与缝线在组织内的体积有关，缝线的体积随其直径呈几何级数增加。如同样的缝线 8-0 的体积较 10-0 约多 4 倍，因此细线的反应较粗线轻。另外，不同组织对缝线的耐受性有差异，如角膜组织对聚甘醇酸缝线的耐受性远较皮肤组织要好。

眼科手术常用缝线选择为：

（1）1 号缝线：用于皮肤缝合。

（2）4 号缝线：用于五针一线内翻矫正术。

（3）4-0 缝线：用于泪囊及睑板缝合手术。

（4）6-0 缝线：用于巩膜缝合及眼肌缝合。

（5）8-0 缝线：部分结膜手术的缝合。

（6）10-0 缝线：角膜外伤缝合、角膜移植手术、人工晶状体悬吊固定。

（7）11-0 缝线：虹膜成形术。

第二节　黏　弹　剂

一、黏弹剂概述

内眼手术时常常存在前房维持困难，眼内操作空间小的问题。为了利于显微手术的顺利进行，眼科医生们不断尝试各种方法来维持前房，使眼内操作有更大的空间，减少手术并发症。透明质酸钠于 1977 年用于动物植入试验，并于 1979 年首次应用于临床；甲基纤维素（1% 溶液）也是在 1977 年后用于预先涂布的人工晶状体植入，2% 甲基纤维素用于维持前房。此后，新研制的黏弹剂相继问世，它们有各自的理化特性，但共同的特点是具有维持前房深度，利于手术操作，保护角膜内皮细胞，防止术中出血和分离粘连等功能，显著提高了许多眼内手术质量。目前黏弹剂已经成为眼科显微手术中不可缺少的材料，已广泛应用于人工晶状体植入术、穿透性角膜移植术以及眼外伤等多种显微手术。

黏弹剂应具备的条件：

（1）具有黏性和弹性两种性能：只有黏性而无弹性，其作用则不够完善。弹性能保证其易于通过细的导管注入或吸出。

（2）无毒、无菌并能够灭菌，无致免疫反应、不含热原亦无蛋白质。在生物学上无活性，具有组织相容性，不引起组织炎症反应，不产生肉芽组织反应或组织粘连。此外也无过敏反应、也不妨碍伤口愈合。

（3）良好的光学性能、透明：其折光性与房水相似，不妨碍视线。

（4）不具有渗透压的功能：需要它在低浓度时就具有较高的黏稠性。

（5）能从眼内排出：根据动物实验和临床观察证实，注入眼内的黏弹性物质可通过房水排出的途径而排出，在小梁细胞中可以找到透明质酸酶，它可以使 Healon 产生代谢的能力。

二、黏弹剂的种类

1. **透明质酸**　透明质酸（sodium hyaluronate）是天然的结缔组织化合物，是玻璃体的主要成分，眼前节组织表面也覆盖一层透明质酸。透明质酸在眼内一般不发生新陈代谢，也不降解，它极可能以比血细胞小的大分子形式不发生改变而通过小梁网，经血液循环到肝脏。Healon 是高分子透明质酸钠的百分之一的溶液。Healon 中的透明质酸钠是提纯于公鸡鸡冠中的，分子量在 2 万以上的高分子的透明质酸钠，其主要生物及物理特性如下：高分子化合物；无抗原性（因为正常组织中含有）；基本上无致炎性，不会引起异物样反应；无致热原性；高度黏性；高度弹性；无色透明；很容易将 Healon 经细针头成滴挤出。

Healon 的主要功能：

（1）黏弹性衬垫功能：由于黏性很大，可将 Healon 注于眼内腔如前房的内面，附着于手术器械或人工晶状体的表面，并靠其弹性，保护细胞及组织免受机械性损伤。

（2）假塑料物质功能：是指利用 Healon 创造空间，维持空间，或 / 和扩大空间，以使眼内器械或人工晶状体能有较大的活动空间；更容易进行手术操作；并可降低手术器械或人工晶状体损伤眼内组织的机会。

（3）组织分离功能：是指将 Healon 注射于相连的组织之间,能逐渐依靠 Healon 分离组织间正常的或病理的粘连。

（4）软组织恢复器功能：利用 Healon 将自动移位的组织,或变性脱位的组织复位及复原的功能。

（5）黏性堵塞、止血功能：临时将 Healon 注射于房水或玻璃体正常的或病理的出口或漏口处,以阻断房水或玻璃体外流的功能。将 Healon 注射于较小的出血点上可以止血的功能,Healon 还可以将眼内出血很明显地同其他组织隔离开,使清除眼内出血或积血更有准确性。

需要指出的是,Healon 中的高分子透明质酸钠在眼内并不降解,而是整个分子经前房角入血到肝脏,在肝脏内皮细胞处发生降解,因此,把 Healon 用于堵塞、止血时,最后应将 Healon 清除,否则手术后可能会引起炎症反应和高眼压。

（6）黏弹性缓冲、固定功能：Healon 的内部分子之间有很高的摩擦阻力,它们使 Healon 作为整体可减缓其他物体或组织在 Healon 周围的运动速度,因此,临床上把 Healon 作为物理缓冲剂注射于球内,手术器械或人工晶状体表面,以减缓手术器械或人工晶状体的运动速度,从而降低可能造成的组织损伤。也具有固定眼内异物或固定球内活动组织的功能。

（7）其他功能：Healon 还可有其他功能,如利用 Healon 可限制炎症细胞移动的性质,用 Healon 帮助限制及清除球内炎症病灶,称为黏性限制清除功能。

注入眼内的 Healon 手术后应尽量抽出,以避免小梁网阻塞产生高眼压。

2. Viscoat　Viscoat 是硫酸软骨素与透明质酸钠 1：3 的混合物,其黏性较 Healon 大,含有的负电荷也较 Healon 多,其中的透明质酸钠不是从公鸡鸡冠中提取的,而是通过基因工程技术靠细菌产生的。

Viscoat 的升眼压效应低于 Healon,将 Viscoat 留在眼内术后眼压升高风险小。

由于 Viscoat 中含有硫酸软骨素,其分子量小,故 Viscoat 的渗透压较 Healon 的渗透压大。因此也有人怀疑 Viscoat 在保护角膜内皮的过程中,可能还有脱水作用,该脱水作用是否对角膜有什么不良影响,尚无最后结论。

3. Occucoat　Occucoat 为 2% 羟丙基甲基纤维素溶液,是由美国 Storz 公司推出的黏弹性保护性物质,它具有一般黏弹性保护性物质的共同特性,但价格较便宜;其临床应用效果尚需要进一步的观察。

4. 其他黏弹剂

（1）2%~3% 甲基纤维素：眼科临床上曾用 1% 甲基纤维素作为黏弹性保护性物质,但是由于黏性不够,而改用 2%~3% 甲基纤维素。甲基纤维素只有黏性,没有弹性,不能用于维持眼内空间,黏性大也难以控制其注射的量或速度,术后也难以清除,残留的甲基纤维素术后即可引起明显的眼压升高,现临床上已鲜有应用。

（2）硫酸软骨素：硫酸软骨素又简称 CDS,分为硫酸软骨素 I 型,II 型两种。硫酸软骨素的分子量明显小于 Healon,如溶液的浓度过大,则渗透压太大,脱水作用太明显,而不宜用于临床,而低浓度的硫酸软骨素的黏性弹性都小于 Healon,因此在创造及维持球内空间、分离粘连等功能方面,硫酸软骨素较 Healon 差。硫酸软骨素升高眼压的能力也较 Healon 差。

（3）Amvisc：Amvisc 的黏性较 Healon 的黏性小，临床应用时可能引起较明显地一过性炎症反应，其程度较 Healon 可能引起的炎症反应稍重。目前看来同 Healon 的性质功能基本相似，并发症的发生率及发生的严重程度也同 Healon 相似，但其长期临床效果还需要进一步的观察。

常用黏弹性物质的优缺点比较见表 4-3。

表 4-3　常用黏弹剂比较表

名称	优点	缺点
Healon	黏弹性好 易清除 易驱动眼内组织	对组织排斥，无法形成角膜内皮保护膜 需冷藏保存，不能高压灭菌 很黏，眼内残留时易阻塞小梁网，造成眼压升高
Viscoat	能形成角膜内皮面保护膜 手术时能持久保留在前房内 在眼内残留少时，不会引起眼压升高	黏弹性不如 Healon 驱动眼内组织不如 Healon 需冷藏保存
Occucoat	能形成角膜内皮面保护膜 不需冷藏，可高压灭菌 易清除 在眼内残留少时，不会引起眼压升高 价格低廉	黏弹性不如 Healon 驱动眼内组织不如 Viscoat 如果制作时纯度不够会造成眼内组织炎症反应

三、黏弹剂的主要副作用

以 Healon 为例。

（一）暂时性眼压升高

Healon 的主要副作用是导致短期手术后眼压升高。眼压升高的时间及持续的时间，与 Healon 在眼内的总量，及 Healon 在前房内的相对量有关：总量越多，眼压升高越明显、越早，持续时间也越长。

（二）轻度的炎症反应

Healon 的使用，可能会引起手术后轻度的炎症反应，特别是当 Healon 中的透明质酸钠分子提纯度不高，分子量较小时，可能会引起较明显炎症反应；当 Healon 中的透明质酸钠分子提纯度高，分子量较大时，Healon 引起极轻度的炎症反应，并不需要特殊处理。

第三节　人工晶状体

人工晶状体（intraocular len，IOL）是指人工合成材料制成的一种特殊透镜，它的成分包括硅胶、聚甲基丙烯酸甲酯、水凝胶等。白内障手术摘除混浊的晶状体后，需要将人工晶状体植入眼内替代原来的晶状体，使外界物体聚焦成像在视网膜上，有助于视功能的有效恢复。1949 年英国 Ridley 成功地植入了第 1 枚人工晶状体，他的成功主要得益于选用了恰当的人工晶状体制作材料。

人工晶状体的临床应用已经很多年,临床和研究的关注点主要集中在制作材料、构型设计以及其对视觉质量的影响。通过对现有材料等最新研究成果分析,疏水性丙烯酸酯材料由于稳定的性能和肯定的疗效得到了越来越多的关注。虽然目前使用的人工晶状体各有局限性,但随着研究的深入,尤其是可注入式人工晶状体的进一步开发,一定会有生物相容性高、并发症少的新型人工晶状体问世,造福白内障患者。形状功能类似人眼的晶状体,具有重量轻、光学性能高、无抗原性、无致炎性、无致癌性和不能生物降解等特性。

一、人工晶状体的应用材料

1. **聚甲基丙烯酸甲酯(硬性)(polymethyl methacrylate,PMMA)**　是首先使用的眼内人工晶状体的制作材料,质硬而轻,含水量 <1%,耐用不易变性,屈光指数为 1.49。PMMA不能折叠,一般植入切口至少 6mm,往往需要缝合,易造成散光。

2. **硅凝胶**　硅凝胶(silicone)主要成分是二甲基乙烯基硅氧基聚甲基硅氧烷,简称甲基乙烯基硅酮,即硅凝胶。硅凝胶是一种质软又具柔韧性的材料,不易黏附组织并且在常温下性质稳定,是软性人工晶状体的主要材料之一。

硅凝胶有较好的柔韧性和弹性,因此可折叠,其光学部可以制作成较薄的折叠式人工晶状体,植入切口可以缩小到 3mm。硅胶晶状体表面湿润时较滑,推出植入器后展开较快,在植入眼内时需要特别注意避免损伤眼内组织。

3. **亲水性丙烯酸酯**　即聚甲基丙烯酸羟乙酯(polyhydroxyethyl methacrylate,PHEMA),具有网状空间结构,由于有羟基,具有吸水性。

PHEMA化学稳定性好,耐高温,韧性好,不易断。主要缺点是由于亲水性丙烯酸酯具有网状结构,可使水分子、离子以及小分子物质自由通过,同时也易使排泄及污染物存留,使其透明度降低。

4. **疏水性丙烯酸酯**　疏水性丙烯酸酯(acrylic)是由苯乙基丙烯酸甲酯(MMA)、苯乙基丙烯酸酯(HEMA)及其他交联体聚合而成的一类多聚物,可简称为丙烯酸酯。

Acrylic柔韧轻质,性质稳定,透明性极佳。Acrylic材料可做得更薄,更适合于小切口植入。Acrylic晶状体弹性较小,由折叠状态到完全展开需 3~5 秒,因此操作起来比较安全。丙烯酸酯有极好的稳定性和生物性相容性,无毒性,植入眼内安全。

5. **记忆性材料**　记忆材料为甲基丙烯酸甲酯、羟乙基甲基丙烯酸甲酯、甲基丙烯酸酯羟基苯酚及乙烯乙二醇二丙烯酸酯交联聚合而成的三维共价网状结构。此材料加热使人工晶状体变软后,将其卷曲并冷却,使其呈硬质卷筒形状。通过小切口植入眼内,经体温加热,凭"记忆"缓慢恢复至原来形态。记忆材料为亲水性材料,可吸水 20%,屈光指数为 1.47,可耐高温、高压,有极好的生物相容性。

二、人工晶状体分类

(一)按放置位置分类

可以分为前房固定型人工晶状体、虹膜固定型人工晶状体、后房固定型人工晶状体。

1. **后房型人工晶状体**　目前后房型人工晶状体应用十分广泛,人工晶状体最佳的安放位置是在天然晶状体的囊袋内,也就是后房固定型人工晶状体的位置,在这里可以较好地保证人工晶状体的位置居中,与周围组织没有摩擦,炎症反应较轻。

2. **前房型人工晶状体** 前房型人工晶状体通常使用 PMMA 材料,可以用于有晶状体眼患者高度近视的治疗,对于晶状体脱位、囊袋破裂或眼后段情况复杂等患者也可以选用,但晶状体在前房容易导致大泡性角膜病变、继发性青光眼、炎症等并发症。

3. **虹膜型人工晶状体** 虹膜型人工晶状体通常使用 PMMA 材料,可以用于高度近视、屈光参差、不能佩戴眼镜患者,首选无后囊、无晶状体患者。其避免前房晶状体等角膜并发症,也避免了缝合固定性人工晶状体的复杂操作,但术后仍然可能出现角膜内皮损伤、眩光和散光的并发症。

4. **缝合固定型晶状体** 缝合固定型晶状体通常为丙烯酸酯材料,缝线为聚丙烯材料。可用于晶状体脱位、晶状体囊袋破裂、玻璃体脱出等复杂情况,是目前不能正常植入后房型人工晶状体的首选补救办法。它的优点是人工晶状体被放置在正常的生理位置,避免角膜内皮和房角的损伤,但手术难度较大,后期也容易出现人工晶状体移位或倾斜,也可能发生角膜水肿、视网膜脱离、玻璃体积血等并发症。

(二)按功能分类

1. **单焦点人工晶状体** 单焦点人工晶状体的光学部只有一种屈光度,因此只能为患者提供一个固定的焦点,虽然视力可以接近正常,但是实际应用视力仍然不理想。

光学部构型直接影响物体在视网膜上的成像质量。研究发现非球面的人工晶状体可以提高光学质量,人们可以通过人工晶状体非球面的一侧减少像差,改变另一侧球面的曲率来改变人工晶状体的屈光力。非球面人工晶状体有着减少术后球面像差的作用,理论上能够带来更好的视觉质量和视觉功能,因而得到越来越多的关注。不同设计理念的非球面人工晶状体层出不穷。植入非球面人工晶状体,可以获得相对较好的对比敏感度,避免了术后眩光、光晕和夜间视力下降等不良现象的发生,使人工晶状体眼更加接近生理状态,为患者带来更好的视觉质量。

2. **多焦点人工晶状体** 随着白内障手术的日臻完善,人们对高质量功能性视力要求的提高,改善白内障术后眼的调节功能也成为如今研究的热点和趋势。多焦点人工晶状体根据光学面成像原理分为折射型和衍射型两种。

(1)折射型:折射型多焦点人工晶状体的基本设计多为双凸透镜,前表面由 3~5 个不同屈光度非球面折射区构成,后表面为光滑球面,其光学面的不同区域有不同的屈光力,使光线经折射后形成多个焦点,但在同一时刻视网膜上只有一个清晰的物像,而其他距离成像于视网膜前或视网膜后,由于成像清晰度差别较大,大脑皮质将选择与被注视物体更接近更清晰的物像,抑制另外的物像。成像依赖于瞳孔大小,成像质量受瞳孔大小和人工晶状体偏位影响比较大。这种设计使进入眼内的光线能量被分散,部分患者对比敏感度(contrast sensitivity, CS)降低。另外,眩光和光晕的发生率增高。

(2)衍射型:衍射型多焦点人工晶状体的光学面采取阶梯渐进衍射技术,同心圆中呈现阶梯状的设计,其高度在 $0.3~1.2\mu m$ 之间,阶梯宽度也以同样的规律递减,外周区域则为折射区。阶梯渐进式衍射结构与周边折射区相融合,使得随着瞳孔增大,光能的分布逐渐偏重于远距离焦点。由于采取对光能进行了重新分布,不可避免地造成视觉质量的下降及视觉困扰(眩光、晕轮)的发生。

(3)三焦点人工晶状体:衍射形,视近附加 +3.33D 和视中附加 +1.66D,非球面(相差矫正)疏水性表面特性的亲水性丙烯酸酯(含水量 25%),屈光力范围覆盖 0.0~+32.0D,0.5D 递增。相较于多焦点(双焦点)人工晶状体只能视远和视近,三焦点人工晶状体提供自然全程全天候视力,即视近、视中、视远全程视力。术后患者可以完全脱镜。适用于老年性白内障与其他形式白内障的治疗,及无白内障的老视矫正(透明晶状体置换术)。

第四节　眼内填充物

一、眼内填充物应具备的性质

1911 年,奥地利 John 首先将空气注入眼内治疗视网膜脱离,此后视网膜手术经历了由空气到长效惰性气体、硅油、全氟化碳液体、重硅油的发展过程;从单纯眼内的临时填充到与玻璃体手术联合应用及在玻璃体手术中作为"液体操作"工具的发展阶段;具体操作也从简单的人工操作转向自动化气/液交换、油/液交换。

用于眼内填充的理想材料,需要具有以下特性:

1. 化学性质稳定,无刺激反应及毒副作用。
2. 无色透明,屈光指数接近玻璃体,不影响术后屈光状态。
3. pH 值与眼内微环境接近,不影响眼内组织生理功能。
4. 有一定的表面张力,能封闭视网膜裂孔或展平视网膜固定皱褶。
5. 具有合适的比重,可顶压封闭不同部位的视网膜裂孔且不造成视网膜损伤。
6. 可代谢吸收,或永久存留无毒性。
7. 在眼内不发生乳化,可作为眼内缓释给药的载体。
8. 黏度适中,不与邻近组织发生附着、变性等理化改变,便于注入和完全吸出。

目前,尚无完全符合上述要求的眼内填充物。在临床玻璃体视网膜手术中应用的填充物有眼内灌注液、空气、惰性气体、过氟化碳液体、硅油、重硅油等。

二、常用的眼内填充物及其特性

(一)眼内灌注液

曾经作为玻璃体手术中使用的眼内灌注液有生理盐水、复方林格氏液等,但由于其容易造成角膜内皮细胞及晶状体细胞的损伤,故目前临床上更常用的是平衡盐溶液(balanced salt solution, BSS)。

平衡盐溶液主要成分为氯化钠,还加了氯化钾、氯化镁、氯化钙,pH 值为 6.8~7.2,接近眼内微环境。平衡盐溶液中加入葡萄糖、谷胱甘肽和磷酸缓冲液则称为 BSS plus,更适合玻璃体手术,但价格较贵。平衡盐溶液作为常用的眼内灌注液,其优点是对视网膜无毒性作用,能够维持术中眼压稳定,可减少术中及术后角膜水肿,加入药物还可以保持瞳孔扩大、控制感染,直接注射可迅速恢复眼压。其缺点为无表面张力,注入眼内只能提高眼压而不能封闭裂孔,在眼内很快被代谢吸收,故一般不作为视网膜脱离手术的眼内填充物。

(二)气体

1. **空气**　注入眼内的必须是消毒空气,最可靠的消毒方法是通过孔径为 0.22μm 的滤过器抽取。作为最早应用的眼内填充材料,其优点为材料易得,不需特殊装置,对眼内组织无毒性,且能很好地被眼内组织耐受,空气表面张力大,比重低,可顶压上方视网膜裂孔。其缺点是在眼内停留时间短,吸收快,注入 4 天后,气泡变小而失去填塞作用,且术后需要特殊体位才能更好发挥其填塞作用。空气眼内填充目前应用于黄斑裂孔,位于上方的视网膜裂孔,排出视网膜下液后眼压过低者,以及在玻璃体手术中气/液交换时起暂时性填充作用。

2. **六氟化硫(sulfur hexafluoride,SF_6)** SF_6是无色高分子气体,不溶于水,具有膨胀性,为惰性气体,无毒性,能被眼组织耐受。气体在眼内膨胀的机制是因气体分压差吸收血液中的气体,随着气压差达到动态平衡而失去膨胀性。1968年Lincoff首先提出用SF_6取代空气治疗视网膜脱离,它在眼内维持时间为10~14天,注入玻璃体腔后,体积可增大到2倍,比空气存留时间长约2倍,有利于裂孔愈合。但若注入过量(>2ml),会因气泡膨胀而导致急性眼压升高,或引起视网膜动脉阻塞之可能。适用于上方大的马蹄形视网膜裂孔、巨大裂孔、多发性裂孔或黄斑裂孔引起的视网膜脱离。

3. **全氟丙烷(perfluoropropane,C_3F_8)** 全氟丙烷无色无味,分子结构稳定、化学性质极不活泼,是临床上最常用的惰性气体。含6个以下碳原子的C_3F_8在常温下为气体,注入眼内后可膨胀和保留较长时间,能有效地顶压视网膜裂孔。临床上全氟丙烷最大注入量不能超过1.2ml,注入玻璃体腔后体积最大膨胀4倍,半衰期为6天。气体的吸收时间与气体浓度和注入量有关,注入0.3ml 99% C_3F_8在眼内可维持3~4周;注入10%1.4ml C_3F_8在眼内可维持12~15天。可适用于伴PVR的视网膜脱离,巨大视网膜裂孔,后极裂孔或复发性视网膜脱离。眼内充填C_3F_8后可发生一过性眼压升高,如眼压持久不降者要使用降眼压药或放出部分气体。它也可引起术后炎症反应、后囊下白内障以及下方新发裂孔,但尚未发现对视网膜的损害。

4. **全氟乙烷(perfluoroethane,C_2F_6)** 全氟乙烷具有全氟化碳家族的稳定性,常温下为气体,分子结构很稳定,无毒、无色、无味。它在眼内的膨胀系数和存留时间介于SF_6和C_3F_8之间,72小时达到最大膨胀3.3倍,0.4ml 99% C_2F_6在眼内可维持16天。C_2F_6制备上较C_3F_8难,因此临床应用没有C_3F_8广泛。可适用于上方裂孔引起的视网膜脱离,黄斑裂孔性视网膜脱离,8~4点以上的多发裂孔性视网膜脱离。术后为求达到最佳顶压效果,应使裂孔位于最高位,采取俯卧位或头低卧位,不可仰卧位。眼内注射C_2F_6也可引起术后高眼压、局部炎症反应、晶状体混浊、下方新裂孔形成等并发症。

(三)全氟化碳液体

全氟化碳液体是一组比重大于水的全氟化碳家族成员,俗称"重水"。1988年Stanley Chang首先将其应用于增生性玻璃体视网膜病变,被临床用作玻璃体手术中的"液体操作"工具,很快在全球推广应用。

全氟化碳液体是无色、无味的透明液体,比重约是水的2倍。全氟化碳液体的优点包括透明、屈光指数接近玻璃体,不影响眼底观察;比重大,压平后部视网膜,方便周边手术操作;沸点高,可以在重水下作光凝治疗;黏度低,容易注入及吸除;具有一定的表面张力,不容易进入视网膜下。全氟化碳液体短时间对视网膜无毒害作用,但长期在眼内对组织有一定毒性作用,因此手术结束时需要将其全部吸除。临床上主要适用于巨大裂孔性视网膜脱离、严重PVR的视网膜脱离、严重PDR合并孔源性视网膜脱离、晶状体脱位或人工晶状体脱位、脉络膜上腔出血等。

(四)硅油

医用硅油为聚二甲基硅氧烷,理化性质稳定、可以高温消毒、透明、屈光指数与玻璃体接近,生物耐受性好,是一种安全有效的眼内填充物。20世纪60年代,Cibis首先将硅油用于治疗复杂性视网膜脱离,但因出现了一些严重并发症而被放弃。随着玻璃体切除手术的开展,手术方法的改进,硅油开始被重视并广泛应用于复杂性视网膜脱离。

临床上常使用黏度 1 000~5 000CS 的硅油,低黏度的硅油易于注入、容易乳化,高黏度硅油则相反。硅油在眼内不被吸收,可以长期存留眼内;具有一定表面张力,可用于封闭视网膜裂孔而不易进入视网膜下。临床上主要适用于严重 PVR、巨大裂孔性视网膜脱离、PDR 合并孔源性视网膜脱离、严重眼外伤合并视网膜脱离、急性视网膜坏死伴视网膜脱离、玻璃体视网膜手术填充气体失败、视网膜广泛切除以及需长期充填以维持眼球外形等。硅油填充术后远期并发症比较多,主要有白内障、青光眼、低眼压、角膜病变、硅油乳化等。

(五)重硅油

临床上比较成熟的重硅油产品是由全氟己基正辛烷溶解于硅油混合而成,不同的产品理化性质接近,组成比例略有不同。重硅油的理化性质与传统硅油相似,为无色透明均质液体,屈光指数接近于水,但比重略大于水、表面张力小于气体而大于硅油,黏度为 1 400~3 300mPas。临床上主要适用于下方和后极部视网膜裂孔、严重 PVR 伴下方裂孔、硅油眼下方视网膜脱离、外伤性视网膜脱离以及玻璃体手术后不能配合俯卧位者。重硅油填充后的主要并发症包括上方视网膜裂孔或视网膜脱离、白内障、青光眼、葡萄膜炎以及重硅油乳化。

第五节 巩膜植入物

20 世纪 50 年代是视网膜脱离手术的转折期,除认识到封闭裂孔是手术成功的关键,手术方法也出现多样化,有巩膜缩短术、巩膜外加压术以及巩膜环扎术。新型巩膜植入物的研发及应用成为视网膜脱离手术的重要进展,即使在玻璃体手术普遍开展的 21 世纪,巩膜冷凝扣带术仍占有一席之地。

一、巩膜植入物应具备的性质

理想的巩膜植入物,需要具有以下特性:

1. 无毒副作用、无过敏反应,不影响机体免疫系统。
2. 有良好的组织相容性,植入机体后长期稳定。
3. 理化性质稳定,能够制成所需形状,可以消毒处理。
4. 视网膜复位后,巩膜植入物可代谢吸收。
5. 容易制备,来源广泛,对患者不造成新的损伤。

目前尚无完全符合上述要求的巩膜植入物。巩膜植入物可分为不可吸收材料和可吸收材料,前者主要为高分子材料,包括硅胶、硅海绵、水凝胶,后者主要是生物材料。

二、常用的巩膜植入物及其特性

(一)硅胶

硅胶是硅、氧和有机基团的合成化合物,为疏水性、低毒性、表面光滑,不受温度变化的影响,能反复高压消毒而不硬化。硅胶材料半透明,易于切割,不利于细菌生长,组织耐受性好,植入后长期保持物理特性,表面被纤维膜包裹,再手术时容易被取出。硅胶材料边缘圆钝,可用作环扎或加压术,起到加压目的而不损伤组织。目前市场上有用作环扎带的 240 号

（宽 2.5mm，厚 0.6mm，长 120mm），用于外加压的 276 号（宽 7mm）以及 219 号（宽 4.5mm）。

（二）硅海绵

硅海绵的成分与硅胶相同，但含有许多大小不一的气孔。硅海绵丰富的气孔，可与外界沟通，利于微生物生长，术后感染率较硅胶高。硅海绵表面粗糙，术后形成的纤维包膜较薄，容易穿透筋膜、结膜导致术后暴露。硅海绵更具有弹性和压缩性，术后可发生一定程度膨胀，形成的加压嵴高。目前最常用于巩膜外加压术，可以不放网膜下液而封闭裂孔。目前市场上常用外加压的 506 号（宽 5.5mm，厚 3.5mm，长 90mm）。

（三）水凝胶

水凝胶是一类极为亲水的三维网络结构凝胶，化学性质稳定，无抗原性，组织耐受性好，不受温度影响，可高温消毒。水凝胶具有极小微孔，不能滋生微生物，减少术后感染的风险。水凝胶质地坚韧，不被缝线切割，术后可形成厚实的纤维包膜，植入后不易滑动和脱出。有足够的弹性，吸水后体积增加，能保持足够的加压强度。水凝胶能制作成不同规格满足临床需求。到目前为止，水凝胶是最安全、最合适的巩膜植入物，兼具硅胶、硅海绵的优点，有望替代上述材料。

（四）生物材料

生物材料包括自体材料和异体材料。使用较多的自体材料有耳软骨、阔筋膜等，植入后与巩膜组织愈合良好，不发生排斥，但需要自体取材，造成二次损伤，并且其机械强度、理化性能不如合成的人工材料，故应用并不广泛。异体材料有异体巩膜、硬脑膜、阔筋膜等，但异种组织可发生排斥反应，同样不具备巩膜植入物合适的理化特性，远期可部分或全部吸收，目前基本被人工合成材料替代。利用异体膜组织，通过脱细胞、交联变性处理，增加了异体材料强度，降低了排斥感染风险，并可制备不同形状大小，适用于后巩膜加固、巩膜缺损和眼睑板，是较为理想的生物材料。

第六节　羊　　膜

羊膜是胎盘膜的内层，由滋养细胞层分化而来，是一层半透明的膜。既往人们通常认为羊膜只是一个包着胎儿的囊袋，没有功能，所以一直为临床所忽视，随着人们对羊膜生物学特性的认识以及整形外科的发展，羊膜作为人体最厚的一层基底膜，体现出巨大的临床应用潜力。羊膜在眼科也得到了较为充分的应用。

一、羊膜的组织结构

光镜下结构正常羊膜无血管，厚度为 0.02~0.5mm。羊膜分为五层，从内向外依次为上皮层、基底膜层、致密层、成纤维细胞层和海绵层（图 4-3）。

1. **上皮层**（epithelial layer）　大部分羊膜上皮为单层立方形，而胎儿面羊膜上皮为柱状。这层是新鲜的羊膜组织抗原性所在的部位。

2. **基底膜层**（basement membrance）　由狭窄的无细胞网状纤维构成，厚度不一。

3. **致密层**（compact layer）　致密层薄而致密，它决定羊膜的张力。此层与基底膜连接紧密，与下面的成纤维细胞层连接较松。致密层由网织纤维组成，极少因炎症等原因引起水肿、增厚。也许正是这层致密的结构使得羊膜眼表移植后能阻止炎细胞穿透羊膜向病灶区浸润。

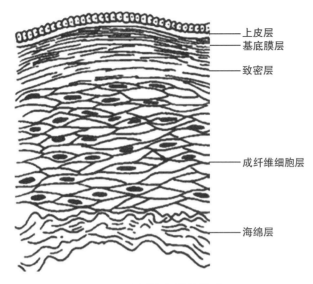

图 4-3 羊膜组织结构模式图

上皮层
基底膜层
致密层
成纤维细胞层
海绵层

4. 成纤维细胞层（fibroblast layer） 此层构成羊膜的主要厚度。本层由成纤维细胞和网状纤维构成，成纤维细胞具有吞噬作用。

5. 海绵层（spongy layer） 是增大的羊膜腔和绒毛腔间被挤压的组织。海绵层由波浪状网状纤维束构成，具有伸展性。正常厚度为 0.02~0.05mm，水肿时可增厚数百倍（厚2.5cm）。在临床应用前，对羊膜的处理过程中，部分成纤维细胞层和海绵层常被剥除，故真正应用于临床的羊膜组织通常只含有基底层和致密层。

二、羊膜在眼科临床的应用

（一）历史回顾

羊膜在眼科的应用最早要追溯到 1940 年，Rotth 用新鲜的胎膜，即包含有绒毛膜和羊膜，移植到眼表面治疗睑球粘连的患者。虽然最后手术失败，但是他开创了羊膜在临床应用的先例，继之而来的是出现了 20 世纪 70 年代羊膜应用于皮肤及外科临床，90 年代用于眼表重建术。

（二）羊膜在眼科的应用

近年来，人们不断改进对羊膜的处理保存方法，保存后的羊膜失去了具有抗原性的上皮层，吸水膨胀的成纤维细胞层和海绵层，仅含有厚度相对稳定的基底膜和致密层，应用于临床各科，尤其在眼表疾病的治疗上起到了非常重要的作用。

1. 羊膜的处理 新鲜羊膜最好是取自健康剖宫产的足月妊娠孕妇或取自顺产产妇的胎盘组织，目前在临床常规检查排除乙肝、丙肝、梅毒及 HIV 外，在净化工作台或无菌间中将羊膜组织整层自胎盘揭离，无菌生理盐水冲洗附着其上的血块，然后置于抗生素生理盐水（2.5μg/ml 两性霉素 B 和 1：1 000 妥布霉素）中漂洗 40 分钟，显微镜下用刀片尽量刮除其海绵层，部分成纤维细胞层及浆液性渗出物。

2. 羊膜的保存 羊膜的保存方法有多种，常见的有以下几种：

（1）新鲜羊膜：取下并处理好的羊膜置于 DMEM 培养基中，4℃冰箱保存，24 小时内使用。

（2）深低温冷冻羊膜：取下并处理好羊膜分装于按无水甘油与 dmem 原液 1∶1 体积比的混合储存液内，放置于 –80℃低温冰箱内保存，2 周后使用。

（3）甘油保存羊膜：取下并处理好的羊膜放入 100% 纯甘油瓶中，4℃冰箱保存，24 小时后，无菌操作下，再移至另一个 100% 纯甘油瓶中，继续 4℃冰箱保存。

（4）冻干羊膜：这种羊膜经 γ 射线消毒，能在室温下保存 2 年。此材料比较脆、韧性差、易撕裂，手术时可把植片直接贴在植床上而不用缝线固定。使用时，用无菌生理盐水冲洗羊膜，再放入 1∶2 000U 庆大霉素溶液中，复水 20~30 分钟后使用。

3. **羊膜在眼科临床的应用**

（1）降低角膜炎症反应，促进角膜上皮化：羊膜促进角膜上皮化的机制尚不清楚，可能和羊膜中含有促进上皮生长因子有关，另外羊膜可以作为干细胞生长的载体，加速上皮的移行。

（2）作为球结膜的替代物用于眼表重建：羊膜基底膜的 Ⅳ 型胶原结构同球结膜相似，因此这可能是羊膜移植在眼表重建中成功的原因。目前羊膜移植已经应用于干眼症、穹窿重建、翼状胬肉等手术中。

（3）作为临时的遮盖瓣治疗角膜炎：羊膜可以移植 IL-1β 的表达，并且可以调理趋化因子的表达，也能抑制多形核白细胞的溶解酶的活性，从而抵抗由此引起的角膜溶解。

（4）减少瘢痕形成：体外研究发现羊膜可快速抑制 TGF-β 的 mRNA 的表达，从而抑制成纤维细胞的形成，临床也证明羊膜可减少皮肤瘢痕的形成，因此羊膜被用于治疗急性酸碱烧伤和 Stevens-Johnson 综合征。羊膜含抗新生血管化蛋白，因此在眼表重建中应用广泛。

（5）羊膜可用来修补青光眼术后出现的滤过泡破损，封闭泪小点，眼科整形，甚至暂时修补角膜穿孔等。

（6）其他：如用于治疗复发性翼状胬肉，用于屈光手术后的回退和 Haze 的形成。另外羊膜可作为体外培养的载体，羊膜有较好的组织相容性，没有抗原性等使其成为载体的最佳选择，目前已有将健眼角膜缘干细胞在羊膜上培养后移植到患眼并成功的报道。

总之，羊膜移植在急性酸碱、热损伤，Stevens-Johnson 综合征等方面有很大的应用前景；在眼表重建如角膜缘干细胞移植、非感染性角膜溃疡的治疗等方面也会起到很大的作用。需要重视的是羊膜的采集，HBV、HIV 检测以及保存方法，以防止病毒性传染病的传播。

（晋秀明 胡旭颋）

第五章 显微手术操作基本技能

随着眼科学及其交叉科学的发展,新的手术技术不断涌现,新的器械设备层出不穷,使许多眼科显微手术进入了一个全新的时代。尽管眼科显微手术的种类非常繁多,手术范围及复杂程度各不相同,然而这些手术都是由一些基本的操作步骤组成,每个眼科显微手术都必须按照一定的手术原理和操作规范来进行。基本操作技术是眼科各项显微手术的基础,对显微手术基本操作技术必须深入了解,熟练掌握其基本原则和操作要点,并在不断的实践中加深理解,以达到运用自如。

第一节 眼科常规手术基本操作

一、皮肤的切开与缝合

1. **刀具** 要求刀片锐利,刀锋完整,才能做到切口整齐。眼部皮肤的切开多用活动的15号小圆刃刀或11号小尖刀片嵌在刀柄上使用。如作较长的长口选用圆刃刀片;如需作特别精细的弯曲切口可用尖刀片。小切口的眼科手术常采用剃须刀片制成刀具,理想的剃须刀片应硬、脆、含碳高,薄而硬的不锈钢剃须刀片比铬或铂不锈剃须刀片好。使用时,先把剃须刀片按中央裂缝中向对半折断。然后,以45°的倾斜角将刀刃面折断,使每片刀具有4~6mm长刀锋,制作时勿伤及刀片锋利的刀刃。手术时,可用蚊式血管钳或持刀片器将刀片夹紧使用(图5-1)。用这种刀片作皮肤、角膜、巩膜等组织切开比较方便、经济;且能随时更换,保持刀刃锋利。缺点是刀片较软,不适宜作较厚的皮肤切开。

2. **切开** 通常采用执笔式持刀法。切开皮肤时要注意:①为保证切开位置准确,应在注射局麻药前,用亚甲蓝画出眼睑皮肤手术切口的位置,以免因注射麻药后组织肿胀而导致切口定位失当;②在可以选择的情况下,切口的走向应与皮纹一致,切口尽量避免和皮纹垂直相交,以减轻愈合后的瘢痕形成;③刀片应垂直于皮肤表面切开,边缘要整齐,以免影响切口愈合及其外观。

影响切开效果的主要因素有刀具的性状、组织的可切性和运刀的方向。

组织的可切性取决于组织纤维在切割方向的移动能力,其移动性高则可切性低,即刀刃前的组织可移动则切不开或切开效果差,且切开的组织不整齐、深浅程

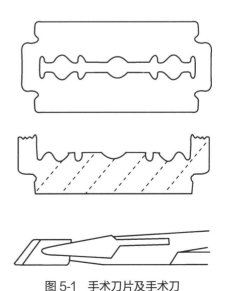

图5-1 手术刀片及手术刀

度不一致;反之则可切性高(图5-2)。通过改变组织的紧张度可调整其可切性,增加可切性的方法有:①组织下垫器械使组织绷紧,同时也可以保护其下的组织(图5-3);②提高眼压增加眼球壁的张力;③用手术镊反向牵拉组织以增加其紧张度等(图5-4)。

3. **缝合**　缝合时要求切口边缘对位准确,并有适当的张力,使切口边缘互相接触,迅速愈合及减少术后瘢痕形成。缝合时缝针的通道要达到或接近切口的底部,以便切口闭合后不遗留死腔(图5-5)。操作时,应用镊子翻转切口的边缘,且进针和出针应近于垂直,顺着针的弧度

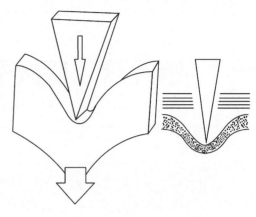

图5-2　组织的可切性示意图

前行。入针不宜距切口过远,并使针尖经过深部组织时尽可能距切口边缘远。如此结扎缝线时,切口的深浅层组织均能紧密接合,同时切口边缘的表面略向上隆起。

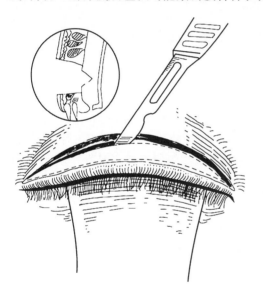

图5-3　垫器械使组织绷紧以提高可切性

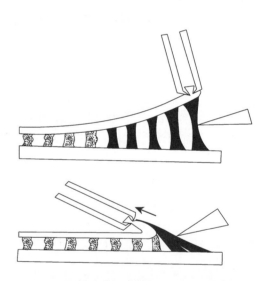

图5-4　牵拉组织增加张力以调整可切性

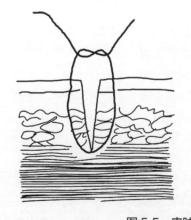

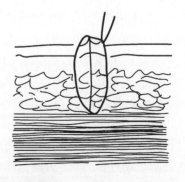

图5-5　皮肤切口的缝合

对切口若只作浅层缝合,或进针及出针位置距切口过远,则结扎缝线后浅层组织收紧,切口表面呈现凹陷,而深部组织遗留死腔,或浅层组织直接与深层组织愈合,以致愈合后形成凹陷的瘢痕。

深切口的缝合可分别作深、浅层缝合。缝深部组织时,可用可吸收缝线,缝针先从切口的底部和深部组织通过并结扎,使线结深埋在组织内。然后再作表层组织缝合。如果要完全避免埋藏缝线的线结刺激,也可以使用"8"字缝合,但缝合时必须注意深、浅层组织的准确对合(图5-6)。注意进出针的两端线头位于线圈同一侧,并保证创口两侧的进出针的深度一致。

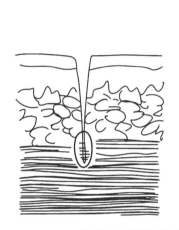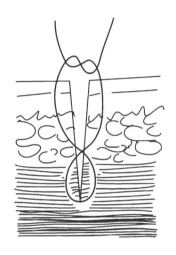

图 5-6　深切口缝合:分层缝合及 8 字缝合

顺皮纹规则无张力的眼睑皮肤切口,为减少术后瘢痕形成,可采用7-0尼龙线作皮内连续缝合。缝合后,拉紧尼龙线的两端,分别用胶布将线端固定于切口两端的皮肤上(图5-7)。拆线时,只要顺缝线的走向从缝线的一端缓慢牵拉便可将缝线取出。然而,对较长的切口,如缝合后发现切口某处有局部裂开,可补充作 1~2 针间断缝线。

对张力较大且较长的皮肤切口,为防止术后切口崩裂,可在间断缝合的基础上,再间隔作近远及远近式缝合,或采用垂直的褥式缝合(图5-8),以便减轻切口张力,加强易损害线圈内的组织。如使用单丝尼龙线应作三线环打结法,且第一个线环应绕线两次。

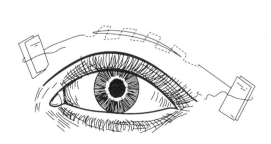

图 5-7　皮内连续缝合

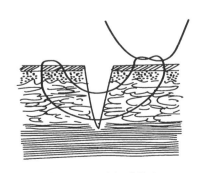

图 5-8　垂直褥式缝合

二、开睑

眼科显微手术首先需要通过开睑,以充分暴露手术野。开睑的方法,一般有开睑器开睑和缝线开睑2种,可根据需要选择。开睑应不影响手术操作,不会压迫眼球,也不会损伤Müller肌。

1. **开睑器开睑** 开睑器种类繁多,包括撑开式弹力开睑器、杠杆式滑动开睑器(图5-9)、钢丝开睑器及金属钩式开睑器等。前两种开睑器比较重,结构稍显复杂,使用不便,易对眼球产生压迫,引起术中眼压增高。后两种开睑器,以钢丝弯成,弹性好,重量轻,对眼球基本不产生压力,使用相对方便(图5-10)。但此类开睑器存在共同缺点,即容易挂线,从而影响显微手术操作。

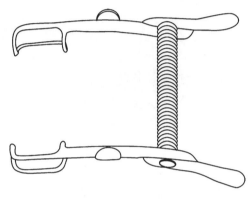

图5-9 Mellinger 杠杆式开睑器

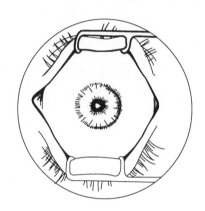

图5-10 钢丝开睑器开睑

2. **缝线开睑** 缝线开睑可充分开大眼睑,手术野暴露满意,根据手术需要可随时调整眼睑开大程度。一般不会对眼球造成压力,多用于眼球破裂伤清创缝合术中,防止开睑器对眼球产生压力,造成眼内容物的进一步脱出。缝线开睑也用于睑球粘连等结膜囊容积变小,开睑器难以放入结膜囊的情况下。因无开睑器的框架结构,术中不会出现挂线的现象。如操作得当,不会产生翻转睑板压迫眼球的现象。

(1)缝线开睑的方法

1)上睑缝线:缝线距上睑缘3mm,并始终与睑缘平行。缝针自外1/3的正中皮肤穿入,从中1/3靠内侧皮肤穿出;再从中1/3靠外侧皮肤穿入,从内1/3正中皮肤穿出(图5-11)。然后自正中交叉部分将线剪断,形成两个相互交叉的线套,拉紧后,分别用蚊式钳固定在手术巾上(图5-12)。用这种方法缝线开睑,牵拉均匀,开睑充分,很少出现睑板翻转。

2)下睑缝线:下睑比较松弛,因此用单线牵拉即可。缝线距下睑缘也是3mm,自外1/3和中1/3交界处皮肤进针,自中1/3和内1/3交界处皮肤出针,拉紧线套后固定在下方手术巾上。

(2)注意事项

1)用4-0或5-0丝线比较适宜。过粗,组织创伤大,易出血;过细易断。

2)缝线不可过多,一般情况下,上睑两根、下睑一根已足够。如上睑很松弛,睑裂较大,一根缝线也可达到满意效果。

3)缝线不可距睑缘过近,否则易使睑板翻转,压迫眼球。

4)缝线有时会引起出血,此时应将出血部位压向眶缘部,待出血停止后再继续操作。

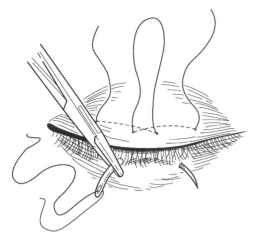

图 5-11 上下睑缝线开睑

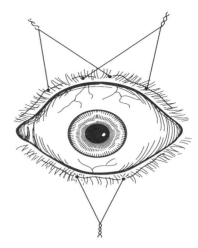

图 5-12 拉紧线套后固定

三、直肌固定缝线

眼科显微手术中,为使眼球不能随意转动,或需要眼球转动固定到某一部位时,常会使用直肌固定缝线。

固定缝线包括上直肌固定缝线,上、下直肌固定缝线和四直肌固定缝线,应根据不同手术目的加以选择。由于大多数的眼科手术,特别是内眼手术切口多位于眼球上半周,所以为让眼球处于对手术有利的位置,常需要做上直肌牵引缝线,如青光眼小梁切除术。上、下直肌固定缝线适于角膜移植手术中眼球固定,既可固定和调整眼球位置,还可牵张眼球使其扩张,降低眼压。四直肌固定缝线是在切开结膜后,充分分离四条直肌,然后在肌腹下穿线,适于玻璃体手术、环扎术和眼内异物取出术等,可使眼球做大幅度回转,便于特殊手术操作。

1. 上直肌固定缝线方法

(1)球后麻醉,或在 12:00 方位角膜缘后 8mm 处结膜下作浸润麻醉。

(2)用 0.7mm 粗的尖端闭合有齿眼科镊沿 12:00 方位的球结膜面向角膜缘后滑到上直肌止缘后 2~3mm 处,然后将镊子尖端张开并竖起镊子,垂直眼球表面,向下轻压的同时闭合镊子抓住上直肌止缘稍后处,用镊子将眼球牵拉向下转位,使被夹持的上直肌止缘位置外露于睑裂范围。

(3)用带 4-0 丝线的 5×14 圆针尖从上直肌一旁进针,然后紧贴巩膜表面缓慢滑行,最后经上直肌另一侧缘穿出球结膜外并将针拔出(图 5-13)。此时向 12:00 方位牵拉上直肌牵引缝线,眼球若向下转动表示已达到预期目的。

2. 上直肌缝线注意事项

(1)缝线应从直肌附着点后的肌腹下穿过。因直肌附着点处巩膜壁薄、血管丰富,该处缝线有

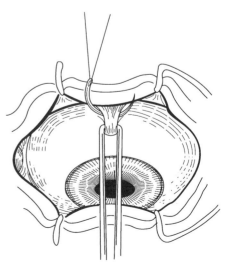

图 5-13 经结膜作上直肌牵引缝线

穿破眼球壁的危险,也容易引起出血。

（2）有齿镊务须闭合可靠,否则不易夹住肌腹。

（3）镊子不能张开太大,且始终不能离开球壁,否则会因夹住过多结膜及筋膜组织,反而夹不住直肌。

（4）如麻醉后眼球处于上转位,可使用斜视钩或棉签在下穹窿将眼球向下推压,使眼球下转,暴露上直肌止点部位。

（5）因针尖锐利,操作中切忌过针太急、进针方向不当,避免引起眼球穿通伤。一旦不慎穿破眼球壁,需立即检查穿通伤口位置。若针尖已达眼球内,需行局部冷凝或巩膜外加压术,以避免继发视网膜脱离。

四、结膜的剪开与缝合

1. **剪开**　球结膜和穹窿结膜因质薄且移动性大,可切性差,故不宜用刀切开,而需用剪刀剪开。麻醉时,不宜在结膜下注入过多麻醉药,以免结膜高度隆起而导致剪开位置错误。在结膜下注射麻醉药后,一般应用棉签或扁平的器械将麻醉药向外周推散,待结膜平坦确定准确位置后,再用无齿镊或无损伤镊在该处将结膜和其下筋膜轻轻夹起,接着用剪刀尖紧贴镊子旁把结膜和筋膜剪开（图5-14）。然后,将剪刀口闭合,从剪开的切口伸入结膜和筋膜下后,张开剪刀向两侧钝性分离结膜与巩膜。最后,将剪刀一页的尖端入剪开口内,并顺巩膜表面推进分别向两侧扩大剪开口。此操作不致引起组织错乱,缝合时切口整齐且瘢痕少。

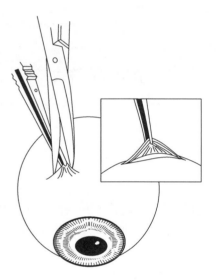

图5-14　球结膜的剪开

如切开结膜瓣作移植用,则应将麻醉药注射到结膜与眼球筋膜之间,使结膜隆起,用镊子将结膜提起,再用剪刀剪开,然后在结膜与筋膜之间钝性分离。

视网膜脱离患者行巩膜外垫压及扣带术时,如行 360° 结膜剪开,在角膜缘处留 1~2mm 宽结膜,有利于术毕缝合及切口愈合。

由于结膜经过剪开和分离后,容易与巩膜发生粘连,故需用结膜瓣遮盖伤口表面等治疗时,必须考虑将来是否要利用该范围的结膜作为抗青光眼滤过手术。

2. **缝合**　结膜的再生能力强且移动性大,故较小的切口或缺损面可以自行愈合,或只需将切口两侧结膜对合处电凝使其闭合。较大的切口通常用8-0可吸收线或10-0尼龙线将其连同眼球筋膜作间断或连续缝合,但注意勿使眼球筋膜组织外露或嵌顿于切口内。

行抗青光眼外滤过手术时,若采用以角膜缘为基底的结膜瓣,应将结膜和眼球筋膜做分层缝合。球结膜及穹窿部结膜虽然移动性大,但本身较脆弱,故移动结膜覆盖缺损面时,应先充分游离两侧的结膜再行缝合,否则容易发生切口崩裂。

在作结膜瓣移植时,应作细致的间断缝合,且缝合时要穿过该处的浅层巩膜组织,使植片能在固定的位置上生长。

通常结膜的间断缝线可于术后 5~7 天拆除,否则将于 1~2 周内自行脱落。

五、放置角巩膜大切口预置缝线

在完成大的角巩膜板层切口时,宜放置 2 针 6-0 或 8-0 丝线的、10-0 尼龙线作预置缝线(图 5-15),然后才全层切开切口。其目的是为更精确、安全地完成大的手术切口,又能在缝合切口准确对位。另外,角巩膜大切口手术中易发生暴发性脉络膜出血等并发症,预置缝线有助于及时关闭切口。

作预置缝线时,缝针以垂直方向从切口旁的组织表面进入,达预期深度即轻轻转动针身,使针尖从切口内穿出少许,待在切口内看见针尖才从同一深度穿过切口对侧,接着将针尖转向上穿出切口旁的组织表面。最后,用打结镊的尖端伸入切口并夹出切口内的缝线置于切口两侧,既作为牵引切口用,又可充分暴露切口。缝合关闭切口时,可先结扎预置缝线,或切口缝合已完成,才将预置缝线拆除。

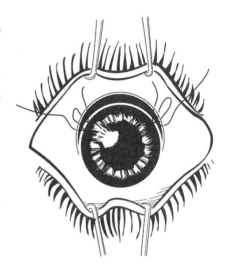

图 5-15　角巩膜大切口预置缝线

六、前房穿刺术

前房穿刺(anterior chamber puncture)是眼科手术中常见的操作,即在角膜缘做一个小切口进入前房,可以单独操作,也可与其他手术联合。

1. 前房穿刺的应用

(1)内眼手术辅助切口,如白内障手术中常规做前房穿刺放置辅助器械,或放置灌注管维持眼压。

(2)诊断性前房穿刺,收集房水或者前房积液做细胞测定、病原学检测、免疫检测等。

(3)冲洗前房积血、积脓,碱烧伤前房冲洗降低眼内损伤。

(4)调节眼压,高眼压时可以放液,低眼压或前房变浅甚至消失时,可以注入生理盐水或消毒空气、黏弹剂等形成和维持前房。

(5)眼外伤伤口缝合后注入生理盐水测试眼球密闭性。

2. 前房穿刺的方法

(1)冲洗结膜囊,术前 1~2 天滴抗生素滴眼液。一般在表面麻醉下即可进行。手术室外也可以在裂隙灯下操作。一般用 15° 刀做穿刺口,如果仅为了抽取房水或者降低眼压,也可以用 1ml 注射器针头。

(2)穿刺位置:一般在靠近角膜缘的透明角膜内,太靠角膜缘容易出血,太近角膜中心易造成散光。具体穿刺位置根据手术目的来确定,如果是内眼手术的辅助切口,一般做在角膜缘 2~3 点位以利于左手操作;如果是眼外伤手术辅助操作,一般距离伤口大于 90° 方向利于操作;诊断性前房穿刺可以做在利于右手操作的 9~10 点位透明角膜。

(3)操作方法:首先开睑器开睑。穿刺刀放置在角膜缘透明角膜上,刀尖指向瞳孔中心,刀的斜面朝向术者,穿刺刀平面平行于虹膜,镊子与穿刺刀呈 180 度固定眼球,防止眼球移动或旋转(图 5-16)。对于右眼的鼻侧切口,由于鼻部阻碍很难把穿刺刀放置平,可以把眼球向颞侧牵拉利于操作。

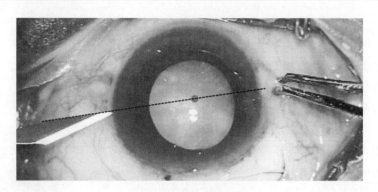

图 5-16　前房穿刺

固定眼球后缓缓用力让穿刺刀穿透角膜进入前房,感到落空感后即表示刀尖进入前房,控制好力度防止刀尖突然刺入前房损伤眼内组织。保持穿刺刀与虹膜平行继续进入前房,一般进入刀刃的 1/2 到 2/3 长度后把刀平行于虹膜退出前房,注意退刀时不要用力避免扩大切口。如果用 1ml 注射器针头穿刺,看到针头斜面完全进入前房即可。

前房偏浅的刀身进入少一些,可把刀向刀刃方向划一点扩大切口。注意穿刺口不要太大,以免闭合困难出现穿刺口渗漏。手术操作完毕后要用生理盐水注射在切口周围角膜基质内水密切口。如果切口扩大或者闭合不好难以水密,可以在切口上缝合 1 针,1 周左右拆线。

第二节　常用眼科显微手术操作技术

一、切开

原则上要求切口整齐,避免不必要的损伤,更不要随便切除组织。良好的手术切口便于缝合密闭、加快组织愈合。低质量的手术切口,不仅影响组织愈合,延长修复时间,还可引起解剖学移位或畸形,甚至影响视功能,导致一系列术后并发症。如白内障手术中,若切口不当,可引起严重的术后散光;玻璃体切割术中如进行气液交换,巩膜切口过大或封闭不严,术后出现漏气则常使手术失败等。角膜及巩膜的切开不当,术后可能影响其透明度和屈光状态。

（一）切开刀具

角膜及巩膜的韧度较大,用作切开的刀具必须薄而锋利,使用前应仔细检查。垂直的切口可按切口的形态分别选用尖刀片或环钻。水平剖切要求较高,除了使用特制的刀具外,可采用尖刀片作植床剖切。但作角膜全板层移植时,用小刀片很难剖出均匀整齐的植片,且比较费时,最好能用电动角膜刀。角膜穿刺所用的刀具,务必锋利尖细,并以刀进入前房时能保持房水不向外渗漏为佳。

随着显微手术的发展,不同种类的眼科手术均有特殊切开刀具,如白内障手术时所用 15° 穿刺刀、月形巩膜隧道刀、三角形角膜切开刀,玻璃体切割术中用矛头巩膜穿刺刀（MVR 刀）,青光眼手术中的细隧道刀等,这些刀具能满足不同手术的操作要求,以保证更加完美、顺利地施行手术。

（二）切口类型

1. 按其形状分类

（1）线状切口：为最基本的切口,如放射状角膜切开、玻璃体手术巩膜三通道切口等。

要求长度准确,深度一致,切痕垂直,最好是一次完成,如需重复加深,应注意前后重合。

（2）弧形切口:如白内障手术中的角膜缘切口。要求整齐圆滑,弧度应一致,不允许成角或相切交叉。

（3）矩形切口:如青光眼滤过手术中的板层巩膜瓣切口,往往作成矩形。要求顶角相互垂直、板层切开深度一致,以利于形成完整的巩膜瓣。

（4）环形切口:如穿透性角膜移植术中的角膜片切除,要求环钻放置均衡平稳,匀速旋转,压力适中;一旦局部穿透应即停止环钻,剩余部分则借助角膜剪完成。

2. 按其深度分类

（1）浅层切口:结膜切口属此类,内眼手术的大多数切口是角膜缘切开等。

（2）板层切口:广泛用于青光眼、白内障手术中,要求准确规整、深度一致。

（3）次全层切口:为超过 2/3 全厚的板层切口,如白内障手术中角巩膜缘板层切开 2/3~4/5 全厚,便于在切口部位进行穿刺。在治疗性板层角膜移植术中,有时需作次全层切开。

（4）全层切口:角膜或巩膜全层切开需反复多次完成,每次切割必须完全重合,方能使切口整齐光滑。

3. 按切开方式分类

（1）垂直切口:切口平面与组织表面垂直,在某些要求组织严密对合的手术中尤为重要。

（2）倾斜切口:切口倾斜增加了前后唇的接触面积,利于切口闭合。

（3）混合切口:包括垂直倾斜切口、倾斜垂直切口、三平面切口（梯形切口）等,主要用于白内障手术中角巩膜缘切开。

（4）板层剥离:巩膜瓣等切口需作巩膜板层剥离;板层角膜移植术中植片制备,患眼病变处理均需板层剥离技术。常需特制剥离刀,使巩膜（或角膜）瓣完整,厚薄均匀（图 5-17）。

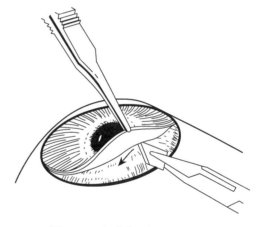

图 5-17　角膜水平板层剥离剖切

4. 按其部位分类

（1）角膜切口:须考虑光学后果,遵循如下原则:避开光学区;尽量作小切口;务使切口光滑整齐;识别老年环,避开变性区;与角巩膜缘平行（放射状切开除外）。

（2）角巩膜缘切口:为内眼手术入路的主要途径。

（3）巩膜切口:于睫状体平坦部进行,不可靠后误伤脉络膜、视网膜,引起眼内出血或视网膜脱离。

（三）切开的基本技术

1. 眼球固定　眼球运动影响操作的准确性,切开前应采取可靠的眼球固定措施。直肌缝线或穿线是固定眼球的基本方法,有时须辅助其他固定方式。主要方法包括:

（1）棉签固定:以棉签固定切口起始端,轻向下压并向切开方向相反的方向推压。

（2）有齿镊固定:用有齿镊夹住切口起始部位的浅筋膜,向切开相反方向牵拉。也可在起始端先切一小切痕,然后以夹持切痕的前或后唇,以固定眼球。

（3）固定环、固定镊固定:在放射状角膜切开手术中,采用特殊的器械来固定眼球。如捻转式固定环一侧排列有倾斜尖齿,靠捻转使其刺入巩膜固定眼球;角膜固定镊为双爪,呈U字形,通过两点夹持巩膜以固定眼球。

2. 切开方法

（1）划切切开:为切开角膜及巩膜的常用方法,用刀由表至里以至全层切开,应准确控制进刀的深度,以防伤及深层组织或意外的眼球穿破。第一次下刀用力宜较轻,作为试验性切开,以掌握刀的切开能力与用力大小的关系,并初步划出切开范围。

（2）环钻切开:如作穿透环钻,可将内芯调至2mm的环钻深度,无内芯环钻宜先用较轻的力量先旋转数圈观察锋利程度,防止误伤晶状体。环钻须垂直角膜表面,旋转幅度宜大,并适度用力下压,以防环钻滑离原切痕,导致切口不齐。也不要左右倾斜,临近穿透时应减少向下压力,也可在一侧增加压力,先钻穿一侧,然后用角膜剪将剩余部分剪开。为增加稳定性,目前临床已应用负压环钻。

（3）水平板层剖切:顺应角膜、巩膜的板层结构切开以获得平整的剖切面。先作一垂直划界切口,用有齿镊夹持切口内缘,露出切口底部,用刀片尖或隧道刀倾斜划切,从切口底部剖划出一水平面,然后沿该平面水平剖切扩大。

二、结膜瓣

制作结膜瓣是内眼手术特别是青光眼滤过性手术的重要手术步骤,有以穹窿部为基底和以角膜缘为基底的两种结膜瓣。

（一）以穹窿部为基底的结膜瓣

1. 手术方法

（1）左手以无齿镊或无损伤镊夹起少许需剪开范围右侧的角膜缘球结膜和筋膜。

（2）右手持结膜剪将牵起的结膜和筋膜作一垂直于角膜缘的小切口,分离至巩膜（图5-18）。

（3）将剪刀闭合刀口伸入结膜小切口,然后张开,沿巩膜表面钝性向左侧分离结膜和巩膜。再将已钝性分离的结膜沿角膜缘剪开,如此边分离边剪开,向左延长切口至所需大小。

（4）根据需要,可以在角膜缘结膜切口的一侧或两侧作放射状剪开（图5-19）,钝性分离相应区域的结膜和巩膜,以便更好地暴露手术野和增加结膜瓣的活动度;将分离的结膜瓣朝穹窿部方向推移,暴露巩膜术野,向后分离时注意勿损伤直肌及血管。

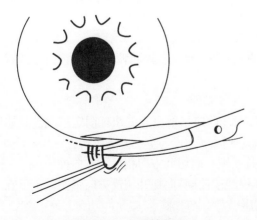

图 5-18　角膜缘剪开

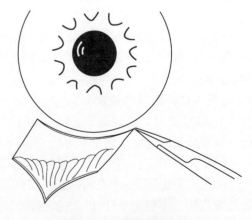

图 5-19　一侧放射状切开

（5）以电凝器作角膜缘及巩膜止血。

2. 优点

（1）以穹窿部为基底的结膜瓣可充分暴露手术野。

（2）器械进出前房，始终在直视条件下，没有因结膜遮盖而形成的过渡区。

（3）不影响术中观察前房。

（4）操作简单，快速，不损伤过多结膜组织，能保持其完整性。

（5）术毕缝合简单，所需缝线少，手术时间短。

3. 缺点

（1）当结膜瓣退缩时，可使巩膜切口完全裸露。或结膜剪开范围过大，术后容易下垂，遮盖角膜。

（2）在青光眼手术，术后早期角膜缘切口未愈合时易发生渗漏。结膜瓣后退导致滤过泡形成不良，手术后低眼压、浅前房等术后并发症。严重时可引起眼内炎。

（3）结膜愈合时间较长。

（4）角膜缘有结膜缝线及线结，患者异物感较明显。

（二）以角膜缘为基底的结膜瓣

1. 手术方法

（1）开睑后，作上直肌牵引缝线。结膜瓣位置通常选在正上方、鼻上或颞上方（相当于12：00、10：30 或 1：30 时钟位）。

（2）上直肌牵引线旁结膜下注入少量局部麻醉药，用小棉棒推压麻醉药向周围扩散。在牵引线前 1~2mm 处（肌止缘附近），用无齿镊提起该处的结膜组织，剪尖紧贴镊子，垂直剪开一个水平小口，稍向两侧分离扩大结膜切口，然后剪尖稍向前倾斜，在结膜切口前 1~2mm 处（上直肌止缘前）剪开眼球筋膜组织，暴露其下巩膜。在筋膜切口内沿巩膜表面，用剪刀向两侧作潜行钝性分离，边分离边向两侧弧形延长结膜切口，约 14~16mm。此弧形结膜切口两端至少应距角膜缘 5mm，其后继续用剪刀或结膜分离器向前分离到角膜缘（图 5-20）。动作应轻柔、准确，以保持结膜瓣的完整性，减少分离时出血。

2. 优点

（1）此结膜瓣闭合较好，在青光眼术后一般无滤过泡渗漏；可更好地覆盖巩膜切口，使后者封闭更为可靠。

（2）在抗青光眼术中巩膜瓣及结膜瓣下使用抗代谢药物时更安全，药物不易接触到角膜。

（3）结膜瓣可作为牵拉组织调节眼球位置。

（4）术后缝线在穹窿部，角膜缘部平坦，减轻术后刺激症状。

3. 缺点

（1）由于结膜瓣堆积在上方角膜，视野暴露不佳，影响术中观察前房情况。

（2）结膜切口大，组织损伤大，操作烦琐，费事。

（3）过多的结膜堆积在角膜缘，做可调节缝线时，增加操作难度。

（4）术后结膜切口结疤愈合，易形成堤坝阻挡结膜瓣

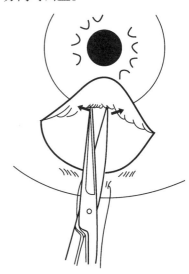

图 5-20　肌止缘前水平剪开
分离到角膜缘

下的房水向后扩散。

（5）如发生切口裂开或与之相关的并发症时，处理较为困难。

三、巩膜瓣

制作巩膜瓣常用于青光眼手术或人工晶状体巩膜缝合固定术中。其方法为：在选定的手术区，通常在正上方（11:00~1:00方位）或鼻上方、颞上方。设定约为3mm×3mm大小以角膜缘为基底的巩膜瓣；然后用制作好的胡须刀片垂直巩膜做1/2巩膜厚的巩膜瓣的三边切口。用镊子夹住右后角处的巩膜瓣的边缘，用剃须刀片或细隧道刀向角膜缘方向水平向前在巩膜层间剥离，直至透明角膜与蓝灰色半透明角膜缘交界向内1mm。巩膜瓣切口边缘要垂直及整齐，巩膜瓣不要出现破口，其大小应与巩膜床边缘相吻合。

四、眼科显微缝合技术

规范的显微缝合技术，对于修复正常的眼解剖结构，促进组织快速愈合，减少术后并发症至关重要。显微缝合技术是眼科显微手术的基本功，掌握显微缝合的基本原则和各步骤的技术要领，是开展显微缝合操作的前提。

（一）持针器的选择和使用

眼科显微手术中，对持针器的选择、持针的方法等都有严格的技术要求。应选择和针体大小相适应的持针器，如持针器头端过粗，比如用普通持针器夹持显微针，可严重损坏针体，特别是易改变针的弯曲度。持针器头端钳叶应咬合良好，过于陈旧、松弛，可使针发生旋转或不稳定，影响操作，钳口破损或过于粗糙均可引起针体损伤。

持针时应以持针器顶端凸弧部夹持针体的扁平部，以利于持针器旋转推进缝针。夹持部位不可过于靠近针体尾端或尖端，以避免损伤针的锋刃，没有扁平部的针体应夹持针体末1/3处（图5-21）。

在手术显微镜下，夹持缝针的方法有三种：

1. **缝针悬垂法**　左手提起缝线使针体下垂，使其弯曲凸侧触及结膜表面，右手执持针器夹持预定部位。此法操作时缝针位于注视焦点，易于操作，且不会损伤缝针。

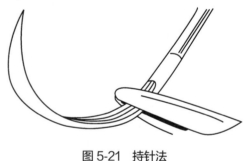

图5-21　持针法

2. **镊夹辅助法**　左手用有齿镊平台部持住针体固定，右手执持针器夹持适当部位。此法易损伤针体，且常需调整针体以便于夹持而耗时。

3. **组织固定法**　连续缝合时，针体穿出组织即以持针器夹持，将针体全部拉出前，调整持针器夹持部位和方向，然后将针体拉出，并缝合下一针。此种方法是借助组织固定针体，便于选择和修正夹持点。

（二）显微缝合技术要领

掌握缝合技术要领、规范使用缝针，可有效保持缝针的基本形态以及针尖良好的穿刺效果，从而最大限度地减少缝针对组织的损伤，提高缝合效力。

1. 缝针弦长应与缝合组织跨度相一致。弦长过大，易致细小针体弯折，损伤组织较多；弦长过小，不易于夹持、调整和线结埋藏。

2. 进针时，以有齿镊双齿固定切口创缘面，以增加缝针穿刺力（即可切性），在进针点沿组织表面垂直方向进针,达到足够深度后转向切口方向出切口创面,并在相同深度穿刺进入切口对侧创面(图 5-22,图 5-23)。

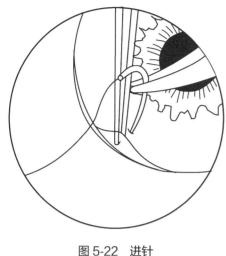

图 5-22　进针

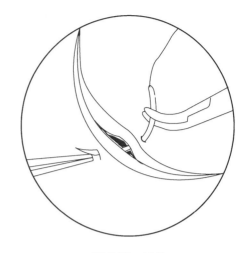

图 5-23　出针

3. 调整缝针方向与位置时,不可在组织内捻转,应确保线道呈二维弧形。如需调整应退出针体重新进针。

4. 缝针运力方向始终与缝针弯曲度相一致。在缝合过程中,只能用拇、示指旋转持针器的力量,推进针体。临床上,当缝针前部进入组织后,若将持针器运力方向向上指向缝针的"球心",未进入组织的针体将出现弯折,缝针变成如波浪形,此即所谓的"挑针"现象,初学者应避免。

5. 出针时,应在出针点外侧或两侧以有齿镊头端顶压组织,以利于针尖穿出;出针应达足够长度,即 2mm 以上,方可夹持拔出缝针,否则切口张力作用下针尖会退缩回组织内,而直接夹持露出的针尖,会严重损伤其锋刃(图 5-23)。

(三)角膜、巩膜显微缝合的技术要求

角膜、巩膜构成眼球壁的外层,对维持眼球的正常形态和屈光状态具有十分重要的作用。对角膜、巩膜伤口缝合最基本的要求,首先应达到密闭状态,即达到气密(不漏气)或水密(不漏水),使前房迅速恢复原有深度;其次是精致的对位缝合,防止出现组织扭曲或切口两侧边缘高低错位,避免或减少瘢痕、医源性散光的发生。以下几个基本技术要领有助于缝合达到上述要求。

1. "垂直"缝合　进、出针点与组织表面垂直,针尖走行方向与直线伤口或弧形伤口切线相垂直,可避免伤口结线后出现错位与扭曲。

2. "等深度"缝合　深度约达角膜厚度的 3/4~4/5,巩膜厚度的 2/3~3/4,且两侧必须一致,每针间深度大致相当。缝合过浅,则切口的内口不能有效对合,其愈合效果差,位于巩膜伤口和周边的角膜伤口还会出现葡萄膜组织嵌顿;缝合过深或缝合全层,则缝线会影响角膜内皮等眼内深层组织功能,线道还会引起眼球内外沟通造成房水渗漏或眼内感染。

3. "等跨度"缝合　垂直伤口进、出针点与伤口间的跨度应一致,斜行伤口进、出针点与伤口内的进出针点距离应一致;每针间的跨度大体一致。进出针点距切缘距离越远,伤口的对合越容易出现移位,也越容易出现术后散光(白内障切口尤为突出);相反,过短则易关闭不严或埋线结困难。跨度也与缝线弦长相关,一般以 1.0~2.0mm 为宜。

4. **"等间距"缝合**　各缝线间布线规整,规则直线伤口两针间的间距应基本相当。缝线间距以达到密闭状态下的最大间距(换言之,最少针数)为原则,随伤口种类不同而有差异,最小间距可为 1mm,最大可达 3mm。一般角膜移植片缝合 16~20 针;非小切口白内障摘除术和人工晶状体植入时缝合 3~7 针,针距可宽至 2.5~3mm。

5. **"等张力"缝合**　每针张力应适中、一致。所谓适中,即在正常眼压下结线时,以组织表面刚出现变形为度;所谓一致,指每线结的张力均达到适中要求,否则过松与过紧缝线间组织会出现变形、对合不佳而影响密闭效果。

6. **"等容"缝合**　在低眼压状态下缝合,眼压恢复正常后缝线可能过紧,反之高眼压状态下缝线会过松。因此,应尽可能在恢复正常眼压情况下进行缝合。

但对角膜的较长伤口,应根据具体情况考虑,为保留良好的光学通路,缝线应尽可能避开瞳孔对应的角膜中央光学区,角膜周边的伤口应跨度大、间距稍密而深,中央的伤口应跨度小、间距稍稀而浅。

(四)结线

通常用右手执持针器,左手持无齿镊或弯打结镊(熟练者也可用有齿镊后方的平台部,但不能使之断裂线体)进行打结。结扎缝线时需保持镊显微镊夹持面对合良好,无血块、杂物。眼科显微缝合最常用打结的方法为改良的外科结(三重结)。三重结第一重为双环,第二、三重为单环(图5-24),分三个步骤进行。

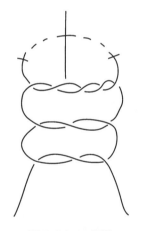

图 5-24　三重结

1. **第一步:打双环**

出针后,线尾留 3~5mm。左手持平台镊自缝线上方夹持线头距离出针点约 15~30mm 处,平台镊头端与缝线呈 30°~45° 夹角,右手执持针器置于靠近出针点处缝线上方。平台镊将缝线围绕持针器前端缠绕两圈,作一个双环线圈(图 5-25)。张开持针器钳叶夹住进针点处的线尾并引导其穿过双环线圈(图 5-26),牵位线头向进针点方向、线尾向出针点方向使双环结收紧至张力适中(图 5-27),然后将线尾拉至进点处使双环结紧扣在组织表面扎紧,使在显微镜下看不见环扣间残留间隙(图 5-28)。

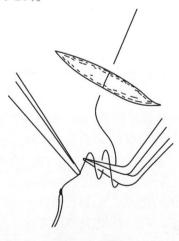

图 5-25　双绕

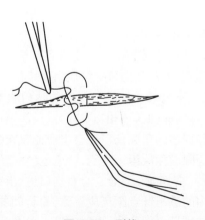

图 5-26　引线

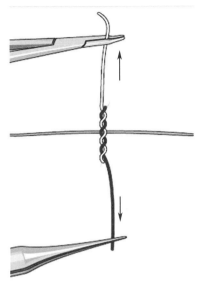

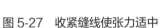

图 5-27　收紧缝线使张力适中

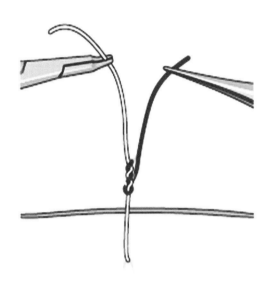

图 5-28　第一结反扣

2. 第二步：打一单环

左手所持平台镊勿放开线头,将缝线置于持针器钳叶的上方,以与双环圈相反的方向缠绕持针器钳叶一圈,然后张开钳叶头夹住缝尾,收紧单环线圈,使之紧扣在第一重双环结上。打结时,应靠近第一重结,勿使紧扣的线结受力牵拉而松滑,也不能将第二重结收缩过紧而改变第一重结的张力。

3. 第三步：再打一单环

方法同第二步,但打结时应将持针器置于线头之上,缠绕方向与第二重的单环结相反。第三重应收适度收紧,以防止线结埋藏时滑脱或散开。

三重结打结完毕,以显微剪剪除多余的线头、线尾,留 0.5~1mm 末梢即可。线结末梢过短,可致线结松脱,留得太长,则埋藏困难,易穿破上皮裸露引起刺激症状。

适中的结扎缝线张力,是切口最佳愈合的条件。如果过紧,可见角膜放射状皱褶或其他变形,导致术后发生散光。过紧还可出现切口皱纹及增加切口内口裂开致愈合不良,房水经拉宽的线道渗漏,甚或出现组织坏死、缝线脱落。如果结扎过松,可出现切口闭合不良、对合移位等,其直接结果可能会出现低眼压、眼前房积血(或外渗血溢入前房)、房水漏出、浅前房、虹膜或玻璃体嵌顿粘连于切口等并发症,晚期则易出现上皮内生或植入性囊肿。

(五)线结埋藏

因为上皮可以覆盖 9-0 或 10-0 尼龙线,但却不能覆盖线结,故位于角膜的线结应埋藏在线道内。

操作时,以无齿镊夹持线结远端缝线,轻轻提起,向线结所在方向移动,这一动作产生两个力,一个是拉线结,一个是推线结,向一个方向令缝线环圈在转动过程中使线结进入角膜组织内。如果埋藏有困难,可用镊子夹住伤口边缘,另一镊子夹住缝线牵拉即可将线结埋入组织内。一旦线结已完全进入角膜深层后,尚需向相反方向轻轻牵拉线圈,以便线结退回到上皮层下,且令线结上残留的缝线末端改变方向(图 5-29),以便日后容易拆线。如果眼表的线结不宜或不便埋藏时,则线结的缝线末梢应留下 3~4mm 长,使之能平伏于组织表面,减少刺激。线结埋藏时,用力宜轻巧,运力方向应在缝线环圈平面内完成,否则易拉断缝线。

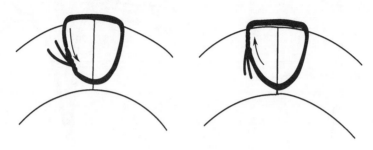

图 5-29　线结埋藏示意图

(六)缝合方式

缝合可分为间断缝合和连续缝合两种,前者不易产生均匀的切口对合张力,容易发生术后散光,但术后可通过拆除个别缝线进行调整。

对较长且规则的切口,可作连续缝合,以减少线结引起的刺激及各缝线间结扎时张力分布不规则现象。作连续缝合时,可先作 2~3 针间断缝合,使切口位置相对稳定后才作连续缝合。连续缝合的进针和出针点可距切口边缘稍远,并且入针与出针的方向应与切口边缘呈约 45° 角的倾斜度。这样可避免收紧缝线时发生角膜组织扭曲。在完成连续缝合后,可将预置的间断缝线拆除。连续缝合可获得均匀的切口对合,并可在术中随时调整其松紧度。根据术前掌握的屈光状态,可采用不同的连续缝合方法,以期矫正预先存在的散光。

1. **单连续缝合**　自鼻侧开始,依次向颞侧缝合,终止在切口的颞侧端。这种缝合方式可产生屈折力的最大子午线分别位于 30° 轴和 150° 轴。

2. **双连续缝合和锁边式缝合**　双连续缝合又称鞋带式缝合(图 5-30),自切口一侧开始,放射状连续缝合,到达对侧端点后反折,按同方法缝合至起始点,与缝线始端结扎。

锁边式缝合则是每一针缝线都与上一针缝线交锁环绕(图 5-31)。

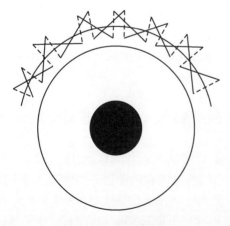

图 5-30　双连续缝合

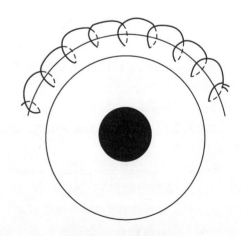

图 5-31　锁边式缝合

这两种缝合可获得均匀的切口结合张力,运用得当可避免术后散光发生。

3. **特殊连续缝合** Troutman 缝合是分别从切口两端(2:30 和 9:30 时钟位)向正中(12:00 时钟位)缝合,并在正中结扎缝线(图 5-32)。

Willard 缝合是在 12:00 时钟位切口巩膜侧横向缝合一针后,分别向两侧切口终止点缝合(图 5-33)。

两种缝合方法产生屈折力的最大子午线分别在 90° 轴和 180° 轴。

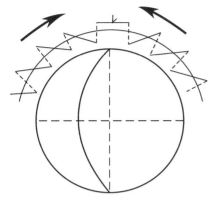 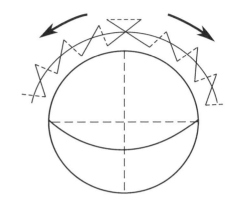

图 5-32　Troutman 缝合 图 5-33　Willard 缝合

(七)拆、断线

在伤口愈合后或为各类术式调整等方面的原因,眼球表面的缝线一般应酌情拆除,特别是各类角膜缘切口、透明角膜切口术后散光矫正,拆、断线已成为其主要手段。

拆、断线基本方法是:

1. 成人在局部或表面麻醉后,坐位者选用裂隙灯手术显微镜下完成;不配合者或儿童需在全麻下,卧位在眼科手术显微镜下进行。

2. 用经消毒的注射器针头,紧靠缝线进入组织处切断缝线;如欲拆除缝线,切断处应在距线结较远一侧,然后以平台镊提起游离线端将其拉出。

以上操作也可用 Vannas 剪或显微铲针侧刃来完成,临床常用 1ml 注射器针头完成。结膜下巩膜表面的缝线(如青光眼滤过性手术后),特别是精细的暗色缝线,可用氩激光松解缝线,此时使用 Hoskins 接触镜将缝线放大,易于完成激光拆线。

拆除缝线时,应尽可能避免眼外的缝线进入线道组织而出现感染;拉线结时动作应轻柔,勿使伤口裂开或豁开,也尽可能勿使线结断裂而残留于组织内。

(徐　栩　张宗端)

第六章 眼 科 麻 醉

有效的麻醉是眼科手术顺利完成和取得良好手术效果的前提条件。理想的麻醉要达到两个目的：一是实现镇痛完全，使患者安静放松能配合手术进行；二是使患者眼肌松弛、眼压得到有效控制、避免或减轻眼心反射等并发症。

眼科手术多为微创手术，麻醉以局部麻醉为主，一般由眼科医生或护士实施。全身麻醉对患者的全身情况有一定的要求，首先必须评价患者的心、肺、肝、肾功能等，排除全身麻醉禁忌证，主要应用于时间长、范围广的手术，如眼眶手术、复杂整形手术、复杂玻璃体视网膜手术；患者紧张不能配合手术，如儿童眼部手术、患者强烈要求行全身麻醉的手术；须由专职麻醉医师施行。

术前麻醉方式的选择要平衡手术方式、手术时间、手术者的需要、患者需求和自身条件、麻醉可能发生的并发症等等，同时也要考虑到术中可能因为病情变化或手术需要而改变麻醉方法。

第一节 麻醉前用药和注意事项

一、麻醉前用药

麻醉前用药主要目的是，使患者得到充分镇静，消除患者对手术的恐惧和紧张心理；提高痛阈，增加止痛效果，增强麻醉效果；降低患者的基础代谢率和神经反射的应激性，减少麻醉药物用量；预防和抑制麻醉药物的不良反应等。

1. **镇静剂** 术前 0.5~1 小时选择苯巴比妥（成人 0.06~0.1g，儿童 2mg/kg），也可选择地西泮 5~10mg 或异戊巴比妥（阿米妥）0.1g 肌注。苯巴比妥是较好的镇静催眠剂，很少引起恶心、呕吐。地西泮具有安神、镇静、催眠及抗惊厥作用，治疗剂量对呼吸、循环影响甚小。但有肝病、糖尿病、肺病、呼吸衰竭或贫血患者不宜使用巴比妥类药物，可改用 10% 水合氯醛 5~10ml 经稀释后口服，或用 10% 水合氯醛 10ml 灌肠（儿童常用）。镇静剂不宜过量，以免患者处于昏睡状态，术中不能与术者配合。

2. **镇痛剂** 创面较大的手术，可在术前半小时肌注哌替啶 50~75mg。如术中发生剧烈疼痛，可用哌替啶 15mg 加入 5ml 生理盐水中，由静脉缓慢注射（约 3~5 分钟注完），15 分钟内可得到最好镇痛效果。吗啡镇痛作用虽好，但因为其有缩瞳及容易引起呕吐等副作用，现在已较少用。

3. **抗胆碱能药物** 抗胆碱能药物的作用，可以在术中对抗心迷走神经作用，防治因为压迫眼球、牵拉眼外肌、阻滞球后神经和术中操作不当引起的眼心反射。另一个重要作用是抑制呼吸道腺体分泌，避免引起咳嗽反应和呼吸道堵塞，常用药物有阿托品和东莨菪碱等。

但需要注意,这两种药物均可因为扩瞳导致眼压升高,对闭角型青光眼患者慎用。

4. **镇吐药** 麻醉和手术都会引起恶心、呕吐,导致眼压升高,损害眼部组织,故术前加用镇吐药,能有效防治术中和术后发生恶心和呕吐。吩噻嗪类和丁酰苯类药物,具有明显的镇静和镇吐作用,可以减少麻醉性镇痛药物以及剧烈眼痛引起的呕吐。

5. **降眼压药物** 对于眼压较高的患者,术前可以使用乙酰唑胺或甘露醇等,以降低眼压。

二、麻醉前用药注意事项

1. 麻醉前应按照拟选麻醉方法和患者病情特点,选择药物种类、剂量、用药时间和给药途径。

2. 当患者情绪过度紧张、剧痛及甲状腺功能亢进者,可适当加大镇痛、镇静药物剂量。

3. 1岁以内的患儿、颅内压升高、呼吸功能不全、支气管哮喘及肝功能严重损害者,慎用麻醉性镇痛药,如吗啡及哌替啶。呼吸功能不全的患者除非使用呼吸机辅助治疗,一般禁用地西泮,以免抑制呼吸功能。

4. 老年、小儿及心动过缓的患者或采用硫喷妥钠、氯胺酮、γ-羟基丁酸钠等药物时,阿托品用量宜略大。高热、心动过速、甲状腺功能亢进、肾上腺皮质功能亢进者不宜用阿托品。闭角型青光眼患者不宜使用阿托品、东莨菪碱和地西泮,以免眼压进一步升高。

5. 急性外伤患者,如无充裕时间准备,术前用药可改为静脉注射给药,但剂量酌减。

第二节 局 部 麻 醉

在患者可以配合的前提下,大部分眼科手术在局部麻醉下就能顺利完成。局部麻醉,不但可以避免全身麻醉所产生的一些不良反应和并发症,还可以极大地缩短整个手术时间,节省治疗费用,提高手术治疗的安全性和工作效率。

眼科局部麻醉包括表面麻醉、浸润麻醉及神经阻滞麻醉。

一、表面麻醉

结膜及角膜含有大量的感觉神经——三叉神经末梢,非常敏感,通过滴表面麻醉药即可达到麻醉目的。涉及结膜和角膜的简单治疗操作,如小手术、拆线、房角镜检查、三面镜检查、A超测量等,也需要施行表面麻醉后方可进行。近年来,表面麻醉已经成为激光角膜屈光手术、超声乳化白内障吸除术和部分小切口白内障手术等手术的主要麻醉方法。在常见眼科手术中,表面麻醉也是其他局部麻醉方法的基础,为了寻求更高的内眼手术安全性,减少阻滞麻醉的药物用量,表面麻醉可以协同结膜和眼肌浸润麻醉,达到良好的止痛和眼肌松弛效果。

(一)常用药物

常用的表面麻醉剂有可卡因、丁卡因、丙美卡因、奥布卡因、布大卡因、芬那卡因、利多卡因、甲哌卡因、达克罗宁、茶夫卡因等。临床上以下三种常用。

1. **丁卡因(dicaine)** 为酯类局部麻醉药,滴眼浓度为0.5%~1%。每2~3分钟滴眼1次,每次1滴,共2~3次,总量不宜超过10mg。本药的角膜上皮毒性较大,容易引起上皮细胞脱落、上皮细胞层与前弹力层或者基质层的松解,也会引起结膜充血,并有一定刺激性,偶有局部变态反应发生。

2. **丙美卡因**（proxymetacaine）　主要成分为 0.5% 盐酸丙氧苯卡因和 0.01% 氯苯烷胺。本药可能是通过限制神经细胞膜脂质层对钠离子的通透性，而阻止动作电位产生所需的基本环境变化。其主要作用部位是神经细胞膜，细胞膜轻微去极化时，丙氧苯卡因干扰细胞膜对钠离子通透性的一过性增加。随着麻醉药效的发挥，电刺激阈值也渐渐增加，而电传导稳定因素却降低，当麻醉完成时，电传导也完全被阻滞。起效时间 7~15 秒，1 滴可维持 20 分钟以上。应用时偶见局部刺激症状出现，也可出现过敏症状。甲状腺功能亢进或心脏病患者慎用。长期使用可能引起角膜损伤，视力减退或伤口愈合延迟。

3. **盐酸奥布卡因**（oxybuprocaine hydrochloride）　为酯类局部麻醉药，常用制剂为 0.4% 盐酸奥布卡因和添加剂乙二胺四乙酸二钠等。其结构与普鲁卡因相似，能阻断感觉、运动和自主神经冲动的传导，抑制伤害感受器的兴奋，使局部疼痛暂时消失。麻醉起效时间平均为 16 秒，眼部麻醉持续时间平均为 20~30 分钟。因可引起过敏反应和休克，用药期间一旦出现恶心、面色苍白等休克先兆，应立即停止使用并采取适当的救治措施。另外尚有以下不良反应的报道：窦性心动过缓、嗜睡、恶心、呕吐和吞咽困难。也可出现眼部烧灼感，如误入眼前房可引起纤维蛋白性虹膜炎和中度的角膜肿胀。对本药成分或对苯甲酸酯类（除外可卡因）局部麻醉剂有过敏史者禁用。

（二）表面麻醉的注意事项

1. 麻醉药物均有毒性，局部滴眼后，应压迫泪囊区，以防止药液流入咽部被黏膜吸收中毒，对于儿童患者，这一点尤其重要；泪囊鼻腔吻合术麻醉鼻腔黏膜时尤应小心，用大棉签蘸麻醉药液作鼻黏膜麻醉时，不宜过湿，以免药物过量吸收。

2. 有多种表面麻醉药在滴眼后会引起角膜上皮干燥脱落，故滴药后应立即闭合眼睑，以便减少眼表干燥导致的角膜上皮损伤，同时避免揉眼等动作。

3. 为防止药物被泪液稀释，滴眼前应先拭去泪液，嘱患者向上方注视，然后拉开下睑，将药液滴在下方结膜囊内，再轻闭眼睑。接着应稍微上下转动眼球，让药液均匀分布。通常每 2~3 分钟滴药 1 次，共 3 次。角膜缘因有较多血管，特别在结膜充血时，麻醉药较快被吸收，麻醉持续时间较短。必要时可改用接触麻醉法，即用消毒棉签滴上麻醉药后，直接按在需麻醉的部位（如泪小点），半分钟后可达麻醉效果。

4. 因表面麻醉持续时间较短，开始检查、手术治疗前须准备充分，术中配合默契，以求在短时间内完成操作。如患者情绪紧张，可通过语言交流分散患者注意力。

5. 表面麻醉仅作用于角膜、结膜和表面巩膜，对眼内的虹膜和睫状体并无麻醉效果，内眼手术中如果刺激虹膜、大直径的人工晶状体袢刺激睫状体时患者可有疼痛感。

6. 表面麻醉操作简单，但药物仍有引起过敏和休克的可能，麻醉前需仔细询问患者的药物过敏史，并交代麻醉后的注意事项，做好处置和抢救预案。

二、浸润麻醉及神经阻滞麻醉

浸润麻醉，是指将麻醉药物注入手术部位的各层组织中，使感觉神经末梢或者神经分支产生麻醉作用，主要适用于眼睑、结膜、泪器和眼肌等手术。

神经阻滞麻醉，也称为传导麻醉，是将局麻药物注入神经干或者神经束周围，从而在这些神经所支配的范围内产生麻醉，包括球后麻醉、球周麻醉、眶下神经阻滞麻醉等。

浸润麻醉及神经阻滞麻醉操作简单，如掌握得当，一般眼部手术都可获得满意效果。浸润麻醉及神经阻滞麻醉具如下优点：①对患者的生理影响较小，用于老年、心血管疾病或肾病患者，其危险性相对较低；②患者在清醒状态下接受手术，可以与术者密切配合；③术中没有全身麻醉的器械妨碍术野；④术后呕吐较少见，尤其是无术后胃肠道反应，一般不会影响呼吸道通畅而危及生命。

（一）常用浸润麻醉及神经阻滞药物

浸润麻醉及神经阻滞麻醉所用药物相同。这些麻醉药物的化学结构中含有芳香族环、中间链及胺基因三个部分。根据它们中间链的不同，可将其分为酯类及酰胺类两大类。作用机制都是阻止细胞膜的通透性改变，使钠离子不能进入细胞内，除极化过程受阻，无法达到发放点，故不能产生传导动作电位，使得痛觉信号不能产生并传递。

酯类麻醉药包括：可卡因、丁卡因、普鲁卡因等。其毒性低、起效快，在组织及血浆中被乙酰胆碱酯酶水解，因作用时间不长，现已逐渐被取代。

酰胺类麻醉药包括：布比卡因、利多卡因、甲哌卡因、依替卡因、丙胺卡因和美索卡因等。其毒性较大，但只有在肝脏中才能被有关酶类降解，故局部作用时间较长。为目前临床上主要应用的药物。

1. 常用浸润及神经阻滞麻醉药物

（1）利多卡因（lidocaine）：局麻作用强，是普鲁卡因的 2 倍，其溶液稳定，可反复高压消毒。具有中等脂溶性，穿透力较强，起效作用快，局部麻醉作用强，适用于各种局部麻醉，有"全能麻醉药"之称。点眼对角膜上皮也无明显影响，但由于利多卡因有轻微的血管扩张作用，故在药液内加入适量肾上腺素，可减慢其吸收，延长麻醉作用。利多卡因毒性反应的发生率比普鲁卡因高，临床用量应严格控制，如误注入静脉，有心搏骤停的危险，临床用量应严格控制。

眼科常用浓度为 2%，一次最大剂量不超过 0.1g。

（2）布比卡因（bupivacaine）：目前已知麻醉药中时效最长（5~10 小时）。其局部麻醉作用强度是利多卡因的 4~5 倍，无血管扩张作用，故可不加肾上腺素。布比卡因的安全范围比利多卡因宽。但有球后注射布比卡因后，发生窒息、心律失常、心搏骤停及意识丧失的报道。与利多卡因相比，静脉给予布比卡因更易引起心律失常及心搏骤停。如果直接经视神经鞘膜血管内注射，或经眼及颈内动脉直接到丘脑和中脑，则很可能引起突然窒息，患者往往在开始时出现高血压、心动过速及反射消失，但在 20 分钟内可自行恢复。因此，麻醉医生应在用药后密切观察患者情况。

浸润麻醉用 0.25% 溶液，神经阻滞的有效浓度为 0.25%~0.5%，起效时间为 10~15 分钟。

利多卡因与布比卡因配合使用可延长手术时间和缓解术后疼痛。通常为 2% 利多卡因与 0.75% 布比卡因 1∶1 混合液，一次总量不超过 10ml。

（3）罗哌卡因（ropivacaine）：是一种新型长效酰胺类局麻药，结构、性质及代谢途径与布比卡因均相似，但对中枢系统及心脑血管的毒性较低，神经阻滞及镇痛效果较强，且其在感觉 - 运动神经阻滞分离方面优于布比卡因，应用逐渐增多。

（4）普鲁卡因（procaine）：普鲁卡因是最早合成的麻醉药，毒性较小，水溶液很不稳定，曝光、加热或久贮后可逐渐变黄，局麻效能下降。普鲁卡因具有明显的血管扩张作用，局部注射时可迅速吸收入血，加入少量肾上腺素可延长麻醉时效。该药效果确实，副作用少，但少数患者可出现变态反应，故用药前需作皮肤过敏试验。

局部浸润麻醉常用 0.25%~0.5% 溶液，神经阻滞常用 1%~2% 溶液，普鲁卡因起效快

（1~5 分钟），但作用时间短（45~60 分钟），加入肾上腺素可延长至 90 分钟。临床单次成人用量不超过 1g。

局部麻醉药物的选择尚无统一标准。对于时间不长的手术，较常选用利多卡因和甲哌卡因。对于睫状体冷凝术等术后仍须一段时间止痛以及需要较长时间的手术，选用布比卡因及依替卡因（etidocain）较理想。为了使局部麻醉药物较快生效而又持续更长时间，可将药物混合使用。常用的搭配为：利多卡因与布比卡因；甲哌卡因与布比卡因。

2. 局部麻醉注意事项

（1）麻醉药均有毒性，且毒性与其浓度和用量成正比。某些药物还会引起变态反应，药物使用前应先了解患者的药物过敏史，在没有过敏史的情况下先作皮肤试验。

（2）局部麻醉药直接使血管平滑肌松弛，导致局部血管扩张，且麻醉作用越强，血管扩张越明显。扩血管作用可促使药物经血管吸收，降低局部药物浓度，使麻醉效果下降且易产生毒副作用。在每 10ml 局部麻醉药中加入 0.1% 肾上腺素 1~2 滴对抗血管的扩张作用，不但可以增强局部麻醉作用，还可减少术中出血和对抗局部麻醉药的心血管抑制作用。但是，由于肾上腺素本身也具有毒副作用，故患有高血压、糖尿病、心血管疾病、甲状腺毒症及青光眼的患者禁用。

（3）为增加麻醉药的渗透性，提高麻醉效果，特别是手术区瘢痕多、创伤严重的情况下，可在麻醉药内加入透明质酸酶 75~150U/ml。

（4）注射麻醉药前或改变针尖部位之后，应常规先回抽注射器，查看无回血后才能注射药物。如误将药物注入血管内，会导致生命危险。

（5）不宜直接把麻醉药注入感染区内，以免导致感染扩散。

（6）施行神经阻滞麻醉时，必须熟悉注射部位的解剖知识，以免误伤重要血管或正常组织结构。

（二）浸润麻醉

眼部浸润麻醉包括结膜下浸润麻醉、筋膜囊下浸润麻醉和皮下浸润麻醉。

1. 结膜下浸润麻醉　常用 1ml 注射器针头。注射时针尖避开血管挑起结膜，使结膜紧张，然后沿眼球切线方向入针，若用小镊子提起结膜后入针则更安全，可以最大限度地避免针尖刺破眼球壁。青光眼及白内障等手术需要作前部球结膜剪开时，入针位置可选直肌止端旁侧入针，刺入球结膜后即注入麻醉药，待结膜隆起后再稍向前推针。注射后可用头部光滑和扁平的手术器械将麻醉药推压至所需麻醉的区域。

上穹窿部结膜下注射时应先翻转上睑，稍微压迫上穹窿部，使穹窿部结膜突出，然后在离开睑板上缘 1~2mm 处以水平方向入针。下穹窿部注射时，可拉开下睑轻压眼眶暴露出穹窿部结膜，同样以接近水平的角度入针，以免误伤眼球。

入针后的针尖斜面应平行朝向巩膜，避免损伤表层巩膜血管；如果因为出血等原因注射者不能直视针尖，则可在结膜下垂直于进针的方向平行滑动一下针尖，了解针尖有无刺入眼球，确信注射针尖没有刺到球壁后再注射麻药。

2. 筋膜囊下浸润麻醉　视网膜脱离、眼球摘除等需广泛分离筋膜囊的手术，可将麻醉药注射在筋膜囊与巩膜之间，以麻醉睫状神经的分支。用剪刀剪开离角膜缘 8~10mm 处的结膜和筋膜囊，冲洗针头朝向眼球赤道部巩膜表面进针，麻醉药应渗透到整个手术区。因结膜比较敏感，如手术时间较长，麻醉效果容易消失；在手术超过 40 分钟后，再进行结膜有关的操作，患者可能感到疼痛，可在离结膜切口数毫米处补充注射麻醉药，或补滴表面麻醉药物延长麻醉时间。

3. 皮下浸润麻醉 眼睑皮肤切开或兼作皮下组织切除,可将麻醉药沿切开线注在皮下。注射时在入针点先注入少量麻药,然后一边注射,一边缓慢推针向前以扩大麻醉区域,这样可减轻患者的疼痛感。眼睑组织较薄,皮下注射可同时麻醉皮肤组织。

如手术范围较大,涉及眶缘深部组织或作开眶手术时,可用放射形注射法,边注射边推针,使手术区均有药物渗透;并需另外将麻醉药注射到深部组织及需要剖开的骨膜之上。

皮下注射麻醉药后,宜用纱布按住注射部位,拔针后作局部按摩,使麻醉药扩散并借此减少出血机会。

(三)神经阻滞麻醉

神经阻滞麻醉,因直接将麻醉药物注射在神经干或神经分支的旁侧,如使用正确,用较少量药物即可达到麻醉目的,不但可避免在手术区大量注射药物所致的组织肿胀,而且对有炎症的组织麻醉效果也较好。须熟悉该区的神经解剖知识,才能准确操作。

1. 有关神经解剖 眼睑、结膜、眼球及眶周组织的感觉均为三叉神经第一支——眼支、第二支——上颌支所支配。因此,对不同部位的手术,可根据需要选择相应的神经分支进行阻滞麻醉,以获得满意的麻醉效果。

(1)眼支:沿着海绵窦的外壁在滑车神经与上颌支神经之间向前,行走近眶上裂(superior orbital fissure)处发出3个分支:泪腺神经、额神经、鼻睫状神经,这3个分支皆从眶上裂进入眼眶内。

1)泪腺神经入眶后,沿眶外壁在接近外直肌上缘与泪腺动脉伴行,进入泪腺后又分为上支和下支。上支负责泪腺、上睑外侧和结膜的感觉;下支负责泪腺感觉,同时与上颌神经的颧颞神经吻合。

2)额神经入眶后,在眶上壁骨膜下、提上睑肌上从后向前走,在眶中部分为眶上神经和滑车上神经。眶上神经和眶上动脉伴行,在前部提上睑肌的上方,向前行走至眶上切迹处出眼眶,负责额部皮肤、上睑内侧皮肤和结膜及额窦黏膜的感觉。滑车上神经在滑车前离开眼眶,分支与滑车下神经吻合,滑车上神经支配上睑内侧及其下结膜、鼻根部及中间额部皮肤的感觉。

3)鼻睫神经在眼眶内与眼动脉伴行,在视神经上、上直肌下沿眶内壁向前行走,到内侧壁时位于上斜肌下、内直肌上,经过筛前孔离开眼眶。它负责眼球、筛窦、额窦、壁黏膜及鼻下部皮肤的感觉。在眶内的分支有:睫状神经节感觉根(长根)、睫状长神经、滑车下神经及后筛神经。滑车下神经在近眶内侧壁处从鼻睫状神经发出,在上斜肌下缘向前行走,通过滑车下方,与滑车上神经吻合,负责内眦部皮肤、结膜、泪阜、泪小管、泪囊的感觉。

(2)上颌支:从翼腭窝经眶下裂入眶,成为眶下神经,经眶下沟、眶下管及眶下孔行走至面部,负责下眼睑的皮肤感觉。此外,上颌支神经还从翼腭窝发出颧颞神经和颧面神经,颧颞神经与泪腺神经发生交通后,经颧骨上的骨孔经入颞凹,负责额部外侧皮肤的感觉;而颧面神经则穿过颧骨上的骨孔,支配附近面颊部皮肤的感觉。

(3)睫状神经节:睫状神经节的节前纤维有3根:感觉根,又称长根,来源于鼻睫神经或眼神经;副交感根,又称短根,来源于动眼神经下支;交感根来自颈内动脉交感丛,非常纤细,以一根进入睫状神经节居多,随睫状短神经分布至虹膜、睫状体和脉络膜的血管平滑肌。由睫状神经节发出的睫状短神经多为6~10根,分别在视神经的上下方穿入眼球后极,主要接收虹膜睫状体和巩膜的感觉,其中副交感纤维支配瞳孔括约肌和睫状肌的运动,交感纤维支配瞳孔开大肌的运动。

2. 眼球手术的神经阻滞麻醉　最常用的阻滞麻醉包括对面神经支配的眼轮匝肌作制动麻醉,对三叉神经第一支眼神经的各分支及第二支上颌神经的分支作痛觉麻醉。对这些神经分支行阻滞麻醉时,必须注意到各分支的支配范围会有部分互相重叠,特别是在内眦部,作单一分支的阻滞麻醉往往不能完全实现充分止痛,而需同时作有关神经分支的阻滞麻醉。

眼球手术除需要镇痛外,有时还要求达到眼睑及眼球完全制动。为此常需作面神经阻滞麻醉、球后麻醉及球周麻醉。

(1)面神经阻滞麻醉:目的是达到眼睑制动,消除眼轮匝肌收缩对眼球产生压力。向眼压施加压力是较大切口的内眼手术,特别是大切口的白内障手术、穿透性角膜移植术、伤口较大的开放性眼外伤等,发生严重并发症的重要原因。根据面神经阻滞麻醉部位的不同,麻醉方法可分为下列 3 种。

1)近端阻滞法(O'Brien 法):阻滞部位是面神经到达颅面部的位置,经过下颌骨髁突部骨膜处阻滞面神经的颞支(图 6-1),用少量麻醉药可以获得良好的阻滞效果,优点是手术时眼睑不会出现肿胀。缺点是往往同时麻醉了面神经的颊支,而致颜面及下颌在数日内有运动不适、局部痛感。而且,由于存在面神经行走路径的变异,故此法不一定完全有效,有时需要加用远端阻滞法(Van-Lint 法)麻醉(图 6-2)。

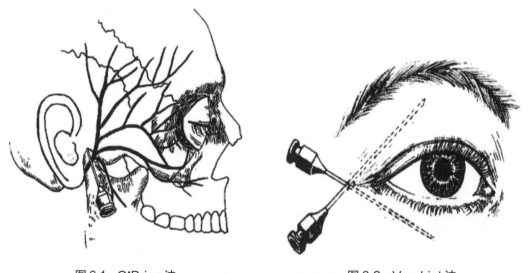

图 6-1　O'Brien 法　　　　　　　　　　图 6-2　Van-Lint 法

麻醉时先用手指按在耳屏前,嘱患者作张口动作,手指尖即可触及向前移位的下颌骨髁突,接着用 7 号针头在髁突外缘处垂直刺入 1cm 达骨膜处,注入麻醉药 2ml,然后将针部分抽回,并向上和向前在颧弓处在注射麻醉药 2ml。

2)中段阻滞法(Atkinson 法):神经阻滞部位是面神经到眼轮匝肌分支的中段。优点是既可以避免眼睑区肿胀,又可以避免面神经其他分支的麻醉,更不会误将麻醉药注入关节囊内。选用 7 号针头,进针点是从眶外眦部 1cm 处作平行鼻梁的垂直线与颧弓下缘的交叉处,沿颧弓下缘向后贴近骨膜,边前进边注药 3~4ml,拔针后局部加压按摩使麻醉药扩散。也可以在进针后以 30° 角方向偏向颞上方,越过颧弓表面,直至到达眉毛的高度,在此径路上边前进边注药 3~4ml（图 6-3）。因为此注射径路可能靠近颞浅动脉，注射前一定要先检查出颞浅动脉的部位，用手指按住，避免刺破颞浅动脉而将药物注入血管内引起严重并发症。

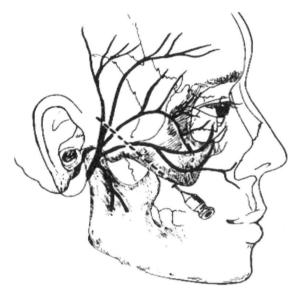

图 6-3　Atkinson 法

3）远端阻滞法（Van-Lint 法）：阻滞部位是面神经进入眼轮匝肌的终末支。其优点是操作方法较易掌握，缺点是易引起眼睑邻近组织肿胀。选用 7 号针头从外眦角外 10mm 处入针，先在该处作一皮丘，然后在眼轮匝肌下沿眶上缘直到眼眶的垂直中线处，边退针边注药 2.5ml；当退针将尽，再转变针尖方向，沿下眶缘在眼轮匝肌下进针至中央处，接着边退针边注入麻醉药 2ml。注意不要将药物注入皮下或过于靠近结膜囊处，以免眼睑肿胀或麻醉药进入结膜下，妨碍手术操作且麻醉效果不佳。

由于面神经分支的位置时有变异，且各分支常在其阻滞点的远端互有交通支，面神经的颞支，甚至下颌支均可能有小分支到达眼轮匝肌，所以即使颞支被阻滞也不可能令眼轮匝肌完全麻痹，有时需另作补充麻醉。

4）Spaeth 法：阻滞部位是面神经分支发出前，从而避免 O'Brien 法存在的麻醉不足的缺陷。操作方法是将手指放在耳垂后，寻找下颌骨髁突的后缘旁入针，回抽确认无血后，注入麻醉药 5ml，大约 30 秒后出现该侧的面神经完全麻痹。

（2）球后阻滞麻醉（retrobulbar anesthesia）：是在眼球后肌锥内注入麻醉药物，对睫状神经节进行浸润，以便阻滞第Ⅲ、Ⅳ、Ⅵ脑神经，以及第Ⅴ脑神经的眼神经分支，使眼球固定不动，并使结膜和眼球的痛觉消失；同时可以降低眼肌张力，令眼眶内血管收缩，有降低眼压的作用。为了加强药物扩散，使麻醉药物迅速发挥作用，可在每毫升麻醉药内加入 75~150U 透明质酸酶。

嘱患者平卧将头摆放至水平位，眼球正视前方，选用针尖稍钝的 5 号齿科针头，从眶下缘的外、中 1/3 交界处固定皮肤，轻轻向下压陷，使眼球轻度向上方移位，扩大眼球与眼眶下壁的间隙，让针尖斜面朝向眼球，经皮肤紧贴眶缘刺入眶内，先注射麻醉药物 0.5ml，再将针尖紧靠眶下壁刺入，待针尖穿过眶隔膜进入眶内脂肪组织，进针深度达 20mm 越过眼球赤道或针尖碰到眶底骨壁后,将进针方向改为向鼻上方倾斜 30° 角,待入针深度达 25~30mm 针尖抵达视神经和外直肌之间,嘱患者轻轻左右转动眼球,注意感觉注射器针尖位置变化以明确针尖是否刺到眼球壁,在确认针尖没有刺到眼球后,回抽注射器,观察无回血,即可向肌锥内注射麻醉药。一般眼内手术注药量为 1.5~2ml;非超声乳化白内障手术可注药 3~3.5ml 以求充分麻醉。进针总深度不宜超过 35mm,也不要过于偏向鼻侧,以免误伤较大的眶内血管或刺伤视神经(图 6-4,图 6-5)。

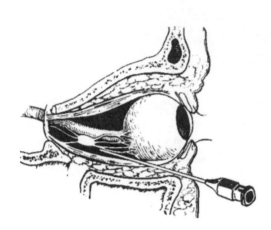

图 6-4 球后麻醉法

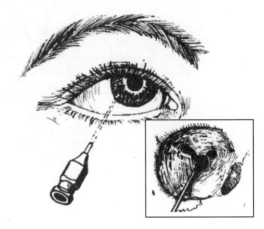

图 6-5 球后麻醉眼眶进针点

球后注药完毕,即行拔针,并用纱布间歇对眼球加压按摩 5~10 分钟。加压时压迫 10~20 秒与放松 5~10 秒交替进行。这样既可促进麻醉药扩散,降低眼压及减少球后出血,也可以防止眼压升高太久,导致视网膜缺血。

球后麻醉的并发症包括皮下淤血、结膜水肿、球后出血、眼球穿孔、缺血性视神经病变、视神经损伤、视网膜血管阻塞、一过性黑矇,甚至出现呼吸、心搏骤停等。

皮下瘀血可因误伤血管所致,棉签压迫针眼,多数 2 周左右自行吸收。

结膜水肿,一般无须特殊处理,可自行吸收。

球后出血是最常见的并发症,常表现为疼痛、进行性眼球突出,结膜下或眼睑瘀斑。如回抽注射器有回血,表示刺伤球后血管,应即拔针,并用纱布及作间歇指压止血,如出血量少,不出现眼球突出或眶压升高现象,可重作球后麻醉并继续手术;如出现眼球逐渐突出、眶压升高、眼睑闭合困难及上睑下垂,则应取消手术,并对麻醉眼作加压绷带包扎,并监测心电图,定期检查眶内压。如果眶压严重增高,导致视网膜动脉阻塞,应行外眦深部切开术,迅速解除眶内压迫;如果不能重新建立球内血液循环,应行前房穿刺,解除眼球压迫。一般在 2~3 天后再考虑原计划的眼部手术。造成球后出血的原因,通常因为进针过深、太快、针尖过分锋利或针体细软,以致不能控制进针的方向。故操作者务必牢记进针的深度,并从眼眶正面观察以保持正确的入针方向,选用的针头尖端不宜太锋利,进针时也不宜过快过深,这样基本可避免损伤眶内血管。

眼球穿孔是球后麻醉的另一严重并发症。典型症状为剧烈眼部疼痛和视力丧失。眼轴增长和近视眼眼球壁相对薄弱、眼球严重内陷、有巩膜扣带手术史、多次反复注射和不合作体动患者均是危险因素。一旦发现,应即探查穿破口,并作局部冷凝及巩膜外加压术。如果怀疑药物注入眼内或者眼内出血严重者应尽快作玻璃体切割术,避免麻醉剂进入玻璃体腔导致视网膜毒性损伤。对于高度近视眼轴增长合并后巩膜葡萄肿患者,更应小心谨慎。为避免球后麻醉时刺穿眼球应注意以下几点:①首先要将患者头位调整至正面水平向上,这样才能保证垂直方向是最安全的进针方向;②选用的注射针针体不宜过分细软,以 5 号齿科针头为宜;③针尖不要太锐利;④开始进针时应该固定好下眼睑的皮肤,指尖向下轻压眼球和眶下壁的间隙,针尖方向要向眶下壁前进,且针尖斜面要朝向眼球;⑤当针尖碰到眶下壁或越过眼赤道后,才使针尖向鼻上方倾斜进针到眼球后肌锥内;⑥对眼轴较长、合并巩膜后葡萄肿的患者(多为高度近视),在针尖越过眼赤道后,不要立即向鼻上方倾斜深入进针,而应在到达稍深位置后再朝向眶尖进针,以免刺穿后极部巩膜;或干脆改行球周麻醉以减少刺破眼球的机会。

视神经损伤或永久性视力丧失,可能是由于针尖直接损伤视神经、破坏它的血供,或进针过深达视神经管,造成视神经压迫性缺血所致,未发生球后出血时也可发生。检查时可见视盘和视网膜水肿,出现视网膜内、视网膜前或玻璃体积血。应给予神经营养及扩血管药物治疗。当发生视神经鞘内出血时,可导致视网膜中央静脉阻塞。这种情况可在数天内逐渐发生,如用 CT 或 B 型超声扫描证实,尽快行视神经鞘减压术可能改善其预后。

黑矇表现为视力骤降至光感或无光感,与球后注射后眼部血流量下降且恢复缓慢,渗透性较强的麻醉药物更容易直接作用于视神经,造成暂时的传导障碍相关,甚至持续至术后 24 小时。视神经病变患者发生无光感的比例要明显高于无视神经病变的眼。可立即进行 654-2 注射液 10mg,给予吸氧,必要时静滴 20% 甘露醇。

(3)球周阻滞麻醉(peribulbar anesthesia):是将麻醉药注射到肌锥外的眼球周围软组织内,使药物自行扩散到肌锥内达到麻醉作用。

1)一点注射法:选择 6 号针头或 5 号齿科针头,在眶下缘的外、中 1/3 交界处经皮肤刺入 25mm 深,回抽无血先注入麻醉药 2ml;后退 10mm,回抽无血再注入麻醉药 1~2ml;再后退 10mm 至轮匝肌附近,回抽无血最后再注入麻醉药 1~2ml,用纱布按住刺入部位的皮肤,拔出针头,间歇压迫及按摩眼球 10 分钟。

2)两点注射法:第一点注射位置及方法同上,但总注射药量为 3~4ml 左右。第二点注射从眶上缘的眶上切迹处刺入,进针方向与眶内侧壁平行,至 25~30mm 后回抽,确信无回血后注入麻醉药 1~2ml;后退 10mm,回抽无血再注入麻醉药 1~2ml;继续后退 10mm 至上眼睑轮匝肌处,回抽无血第三次注入麻醉药 1~2ml。间歇压迫及按摩眼球 5~10 分钟,使麻醉药扩散。

为了促进药物扩散,建议使用透明质酸酶,经眶下缘进针注药后,也可嘱患者向上下及左右转动眼球。球周阻滞麻醉注入药量的多少个体之间差异较大,注药后以眼球呈现微突状态、上睑皮肤皱褶消失、上睑下垂及眼球不能转动,则表示麻醉药注射量已够。

由于球周阻滞麻醉的注射针尖不进入球后肌锥内,比球后阻滞麻醉安全,并具有合并症少、注射时及手术后疼痛较轻、操作较易掌握等优点。但麻醉所需时间较长,如操作不慎也有穿破眼球的报道,故操作时也需要如球后注射,注意患者的头位摆放、扩大眼球和眶壁之间进针的间隙、固定皮肤、保持垂直进针方向、注射药物前明确针尖是否刺到眼球壁等,以提高操作的安全性。

对于术前发现视盘色淡、既往有青光眼、高度近视者,球后麻醉会增加视神经的损害,可选择相对更安全的球周麻醉。对于合并血液病或血管性疾病者、年龄较大或糖尿病合并高血压病史较长、且病情较重者,建议用球周麻醉替代球后麻醉,或者全身麻醉方式,保障手术安全进行。

3. 眼球外手术的神经阻滞麻醉

（1）泪腺神经阻滞：可麻醉上睑外侧皮肤、结膜及泪腺。泪腺神经是眼神经的分支，从眶上裂上部入眼眶，分支至泪腺后，沿眶外壁上部横越眶外缘的上、中 1/3 交界，支配眶颞上方的皮肤。

7 号针头自外眦上方的眶缘处刺入，沿眶外壁进入约 25mm，在骨膜前注入麻醉药 1.5~2ml。

（2）额神经阻滞：可麻醉上睑中央大部分皮肤及结膜、前额皮肤。额神经亦由眶上裂上部进入眼眶，沿眶上壁前行分出眶上神经、滑车上神经，前者从眶上切迹出眼眶，后者则在眶上切迹鼻侧滑车上出眼眶。

7 号针头自外眦上方眶缘处刺入，取水平方向贴近眶外壁进针约 40mm，即可达到眶上裂上方，然后在该处注入麻醉药约 1~1.5ml。为防止刺伤血管，可在刺入 30mm 深度时开始边注药边进针 10mm。如果注射药量较多，可能影响提上睑肌的功能，产生上睑下垂，在行 Müller 肌切除时，为了判断肌肉切除量是否恰当，必须防止因为麻醉而产生的上睑下垂，注射药量 0.5ml 即可。由于额神经阻滞需要刺入较深部位再注射药物，现多改用分别阻滞额神经的分支眶上神经及滑车神经以代替额神经阻滞。

（3）眶上神经阻滞：可麻醉前额内侧皮肤、上睑内侧的皮肤及结膜。麻醉时先摸到眶上切迹后，用短注射针直刺向切迹，如回抽无血，即注入麻醉药 1.5ml。

（4）滑车上神经阻滞：可麻醉前额内侧皮肤、上睑鼻侧皮肤和结膜。用短针头从滑车与眶内上壁交界处靠近眶壁刺入约 12mm 深，然后注入麻醉药 1.5ml。

（5）滑车下及筛前神经阻滞：可麻醉内眦部皮肤、结膜、泪囊、鼻腔外侧前部、筛窦和鼻中甲前部。眼神经的第一分支鼻睫状神经由眶上裂下部进入眼眶，绕过视神经下方，沿眶内壁向前上方进行，分出筛后及筛前神经，最后成为滑车下神经，在滑车下方离开眼眶。

麻醉时用 7 号针头从滑车下眶内缘沿眶壁直接向后刺入约 20mm，即达到滑车下神经处。如再刺入 10mm，即阻断筛前神经和筛后神经，可共注入麻醉药 1.5ml。注意针头宜稍离开骨膜，以免骨膜受伤及刺破筛前动脉。

（6）眶下神经阻滞：可麻醉除内、外眦以外的下睑皮肤、上唇、泪囊窝下部及鼻侧。眶下神经属三叉神经第二支上颌神经的分支，从眶底的眶下沟经眶下孔出眼眶。眶下孔位于眶上切迹和同侧第二前磨牙连线与眶下缘交界之下约 1cm 处，手指可扪及该孔锐利的上缘，帮助定位该孔。

方法一：用手指扪到的眶下孔定位点，针头从鼻翼沟外侧旁 10mm 处向上、外方刺入，当针尖碰到骨膜后注入麻醉药物 1~1.5ml，也可找到眶下孔，让针尖刺入孔内约 10mm 处，注入麻醉药 0.5~1ml。如注后感到同侧上门牙麻木，则表示前上牙槽神经亦已被麻醉，这样鼻底及鼻泪管下段亦可同时得到麻醉。

方法二：从眶外、下缘交界处入针，斜向鼻、后方向，紧靠眶底行进，可以碰到眶下沟，回抽无血后，注入麻醉药 2ml，也可以同时把眶下神经及前上牙槽神经麻醉。

（7）颧面神经阻滞：麻醉眶外侧部分皮肤。颧面神经是上颌神经分出的颧神经分支，从眶外侧的前下方穿过眶壁，在眶外、下缘交界下约 10mm 处颧弓出口。麻醉时短针头在眶外、下缘交界下 10mm 处直刺向骨壁，注入麻醉药 1ml。

眼球外主要的感觉神经支配区域如图 6-6 所示，熟悉这个区域分布，有助于正确选择神经进行手术野的麻醉。

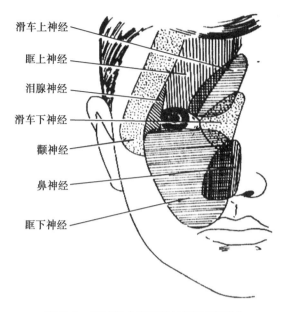

滑车上神经

眶上神经

泪腺神经

滑车下神经

颧神经

鼻神经

眶下神经

图 6-6 眼球外主要感觉神经支配区域

三、局部麻醉的毒副作用

局部麻醉药物的毒副作用主要包括中枢神经系统兴奋及心血管系统的抑制。产生的毒副作用与用药剂量、注射方法、药物对局部血管的作用、药物本身毒性以及药物代谢速度等有关。

神经系统毒副作用的产生是由于阻止了抑制通道,继发中枢神经系统兴奋。早期症状为多语、口周麻木、刺痛感、复视及耳鸣等。严重者表现为眼球和面部震颤、肌肉抽搐、惊厥,甚至出现昏迷和呼吸抑制。

心血管系统毒副作用的产生是由于药物使心肌细胞膜电位稳定,从而使其传导性、收缩力及应激性下降。当心肌抑制和周围血管扩张时,则可出现周围循环衰竭、心力衰竭甚至全身循环衰竭,患者表现为缺氧及酸中毒。

(一)麻醉药毒性反应

1. 产生原因

(1)局部麻醉药一次用量过大,单位时间内药物血浓度过高,以致超过机体耐受力。

(2)局部麻醉药误入血管内。

(3)在血管丰富的部位注射麻醉药,组织吸收麻醉药过多。

(4)年老体弱者或小儿,对局部麻醉药的耐受力较低。

2. 临床表现

(1)兴奋型:主要表现为中枢神经兴奋,患者紧张、多语、头昏、目眩、心悸、胸闷、烦躁不安、面部震颤、肌肉抽搐、血压升高;严重时全身抽搐、呼吸微弱、发绀、血压下降。

(2)抑制型:表现为中枢神经和循环系统功能抑制。上述症状多不明显,迅速出现脉搏细弱、血压下降、神志不清,迅即转入呼吸、心跳停止。

3. 处理

(1)立即停用麻醉药,暂停手术,让患者置身安静环境,保持患者呼吸道畅通,并打开静脉通道,为后续处理做好准备工作。

（2）兴奋型患者可肌注苯巴比妥钠0.1~0.2g,抽搐者迅速静脉注射地西泮10~20mg或分次缓慢静脉注射2.5%硫喷妥钠,每次3~5ml,直至抽搐被控制为止,但以地西泮效果较好。

（3）呼吸抑制时,给予吸氧,必要时加压吸氧或行人工呼吸。

（4）循环衰竭者,静脉注射麻黄素15~30mg,心率慢于60次/min,可用阿托品0.3~0.5mg静脉注射。

（5）呼吸及心搏骤停时,立即进行心肺复苏。

（二）变态反应

多发生于酯类局部麻醉药如普鲁卡因注射后,也可见于表面麻醉药物（丙美卡因或奥布卡因）使用后,临床上并不常见。

1. **临床表现**　可以是迟发型表现,表现为头晕、无力、血压下降、虚汗、小便失禁。也可表现为立即出现严重的类似中毒反应的症状,突然惊厥、昏迷、呼吸及心跳停止。也有表现为荨麻疹、哮喘、喉头水肿等。

2. **处理**　按照药物过敏反应处理,轻者给予抗变态反应药物,如钙剂、异丙嗪、皮质激素等。重者按照药物毒性反应处理,患者平卧、吸氧、补充血容量、静脉给予地塞米松10mg,盐酸肾上腺素0.5~1mg皮下注射。

（三）肾上腺素反应

1. **临床表现**　使用肾上腺素或含肾上腺素的注射液和灌注液后,患者出现面色苍白、烦躁不安、出冷汗、血压升高、心悸、恶心及呕吐等症状。

2. **处理**　轻者经休息后自愈,重者应肌注苯巴比妥或静脉注射地西泮。

（四）复视

眶内注射局部麻醉药后出现复视,可能因为:眶内出血较多、局部肌肉内出血,或者是药物本身对眼外肌肉的毒性作用所致。已有人证实,利多卡因和布比卡因可引起肌肉纤维中毒而变性,并导致术后短暂性复视。此类复视一般可以自行康复。

四、眼心反射

常因强烈牵拉眼外肌引起,尤其是牵拉内直肌;压迫、转动眼球或者刺激眶内容物包括骨膜也可以引起眼心反射。这是一种三叉神经-迷走神经反射。表现为心动过缓、早搏、二联律、交界性心律和房室传导阻滞,甚至心搏骤停等一系列心血管反应,伴胸闷不适等表现。其发生随年龄增大逐渐降低。

处理:暂停手术操作,消除压迫和牵拉眼球等因素,多数患者可自行恢复。如不能恢复,可肌注或静脉注射阿托品0.01~0.02mg/kg。出现心搏骤停者,按照心肺复苏处理。其产生的原因是药物用量过大或注射入血管内,因此,使用局部麻醉药应该使用最低的浓度和最小有效剂量;每次注药前,先回抽注射器无回血方可注药。

一旦出现毒副作用症状,应立即停止注射麻醉药,并快速给氧。有痉挛、震颤或抽搐者应静脉注射地西泮5~10mg和硫喷妥钠50~100mg。如不能控制则给琥珀酰胆碱,并插管给氧。对血压下降者可静脉补液及用血管加压药。心跳停止则按常规抢救。

局部麻醉药物的毒副作用虽不常见,但在临床实践中要有所认识,才能临危不乱积极处置。

第三节 全身麻醉与急症麻醉

有些患者手术范围较大或时间较长;有些患者因为精神紧张及其他原因不能在局部麻醉下进行手术,可采用全身麻醉或局部麻醉加神经地西泮镇痛麻醉。随着"精准麻醉"理念提出,局部神经阻滞麻醉联合全身麻醉,阻滞范围确切,同时可以有效抑制手术应激反应引起的血流动力学波动,减轻早期术后疼痛反应,在眼科手术中应用逐渐增多。

一、全身麻醉前准备

正确处理全身疾病,是安全施行全身麻醉的必要准备。

糖尿病患者手术前后需要监测患者的空腹血糖,胰岛素依赖型糖尿病患者,在术前测定空腹血糖后,用 5% 葡萄糖盐水输液,按照所输入的葡萄糖量,皮下注射相应的胰岛素(5% 葡萄糖盐溶液 1 000ml,给胰岛素 10~15U),手术开始后 1 小时及术后再监测血糖水平,并调整胰岛素用量。

高血压患者术前连续使用降压药物以保持血压平稳,行气管插管时应用足量 4% 利多卡因喷喉,术中使用足量麻醉剂,可防止咽喉部刺激引起的血压升高。

肺部疾病者优先考虑局部麻醉手术,在充分使用抗生素控制感染,支气管扩张剂应用的前提下,慢支患者使用全身麻醉可以控制咳嗽。但需要注意麻醉引起的呼吸抑制。

维持眼压稳定是术前必须注意的一个重要方面,要注意体位的变化、血容量的变化以及麻醉药物和 PCO_2 对眼压的影响。氯胺酮、胆碱能药物、β 受体兴奋剂、散瞳药、氯化琥珀胆碱等可以升高眼压。而缩瞳剂、抗胆碱能药物、α 受体兴奋剂、β 受体阻滞剂、大多数全身麻醉剂、镇静剂、地西泮剂、催眠药、肌松剂和利尿剂可以降低眼压。动脉血 PCO_2 升高时,眼压也会升高,PCO_2 下降时,眼压也随之下降。

同时还需要注意,患者麻醉前已经使用的药物,也会对麻醉产生一些影响,要注意这些药物可能会与麻醉药物产生协同或者拮抗作用。

眼科疾病本身较少危及生命,但患者合并内科情况时,施行眼科手术也会在手术麻醉期间发生意外。而且,有些眼科疾病实际上是全身病的一部分,如高半脱氨酸尿症、重症肌无力、甲状腺功能亢进、糖尿病、高血压、Marfan 综合征等,对于在眼科就诊的这类患者,应该高度重视其全身情况,对围手术期可能出现的病情变化,应该有充分的思想准备和处理预案。

眼科疾病的另一特点是老年人或小儿占不小的比例,前者常常合并老年性全身疾病,后者往往合并先天性疾病。故手术前应作详细的全身检查,积极处理全身疾病。待病情稳定后,再行眼科手术,这样可提高麻醉和手术的安全性,减少手术并发症。手术过程中如发生心绞痛、心肌梗死、脑血管意外等,则应立即停止手术,积极进行相应处理,优先抢救患者生命。

二、全身麻醉并发症及处理

1. **急性上呼吸道梗阻** 多见于麻醉诱导期插管困难、无法维持气道通畅;浅麻醉下插管发生喉痉挛;术中头位改变导致管道扭曲、折叠和滑脱;术后因麻醉未完全恢复而发生的舌后坠、喉水肿;呕吐和误吸。需要术前充分准备、术中加强监测和呼吸道管理,改变头位后常规听诊两肺,术后更应该保持呼吸道通畅。

2. **支气管痉挛** 多见于气道高反应性、浅麻醉的操作刺激、反流性误吸、吗啡类药物和硫喷妥钠等药物的应用。这类患者需要在术前给予抗感染治疗、雾化吸入促进排痰、支气管扩张药物解除痉挛和激素治疗降低气道敏感性。一旦发生需去除诱因、保证氧供、使用支气管解痉剂、给予糖皮质激素治疗。

3. **心律失常** 多由焦虑紧张、原发性高血压、心肌缺血、低氧血症、手术刺激和药物副作用所致，眼部手术中眼球压迫、眶内血肿、剧烈眼痛也可以造成心律失常，一旦发生需立即处置，否则会引起血压下降、心肌缺血、心室纤颤甚至心搏骤停等严重并发症。

4. **呕吐** 所有麻醉药物都有诱发呕吐的副作用，也可因分泌物或者血液等异物刺激咽喉部、颅内压增高、搬运过程中剧烈摇晃、术后疼痛或者紧张焦虑、膀胱过度充盈。呕吐可以导致眼压升高、污染术野、梗阻呼吸道，因此需要努力预防，术毕置胃管引流，给予麻黄碱、氟哌利多和昂丹司琼等可以起到预防作用。

全身麻醉具体操作由麻醉医师完成，麻醉过程中需要进行心电图、动脉压、脉搏血氧饱和度和体温等指标的监测。近年来，喉罩通气多应用于婴儿眼科短时间的全麻手术，有利于婴儿呼吸道通畅，并减少插管等并发症发生，减少对心血管和眼压的影响。

常见的眼科急症手术为眼球穿通伤、破裂伤和眼睑泪器损伤，对眼球伤口较大者，用表面麻醉联合浸润麻醉或者神经阻滞麻醉有时是不安全的，如果患者不合作且有全身麻醉条件，应考虑在全身麻醉下手术，以减少发生术中眼内容物脱出等严重并发症。但急诊情况下，常有一些患者需要全麻手术却未禁食，如眼部病情允许，可等候8小时再行全麻手术，以求得最安全的手术和最佳效果。

（周激波）

第七章 术前准备和术后处理

第一节 术 前 准 备

手术医师应有高度责任感,术前务必亲自检查患者,充分了解病情,根据具体情况制定手术方案,应充分考虑到术中及术后可能发生的意外和并发症,制定应对措施,做到胸有成竹,才能将手术风险降到最低。

疑难病例应经过集体讨论研究,制订出周密的手术方案,对于较复杂的和独眼的内眼手术,更要慎重。经验较少的术者,如对拟实施的手术全过程尚无法完全把握,应争取在经验丰富的上级医生协助或指导下进行手术。

一、术前眼部检查

术前规范、全面、细致的眼部检查对手术的成功十分重要。无论何种眼科手术,均需从前到后全面系统地检查双眼,对病情要充分了解、详细分析,才能较准确地预测手术预后。

1. **视功能检查** 检查远、近裸眼及矫正视力。对矫正视力 <0.05 者要进一步检查眼前指数、手动、光感和 1 米光定位以及红、绿色觉,必要时查 VEP、ERG 来评估患眼的残余视功能。对于视力高于 0.5 的白内障手术患者,术前应常规进行对比敏感度检查,以利于术后手术效果的评价。

2. 检查眼睑、睑缘、结膜、泪囊以及眼周有无急、慢性的感染病灶存在,术前常规进行泪道冲洗、结膜囊冲洗。任何眼周感染病灶都是内眼手术的绝对禁忌证,应先期处理,确认无感染后方可手术。

3. **瞳孔反应** 如存在相对性传入性瞳孔传导阻滞(RAPD),应考虑是否有视神经病变、广泛的眼底病变、严重的玻璃体积血等。

4. **眼压** 术前已存在的高眼压应进一步检查、治疗。青光眼患者术前眼压控制在 15~30mmHg 范围最为理想。

5. **裂隙灯显微镜检查** 检查角膜是否有混浊、角膜后沉着物,前房闪辉现象是否阳性,前房有无细胞,前房深度、房角的宽窄程度是否正常,以及虹膜是否后粘连、瞳孔是否可充分散大,晶状体、玻璃体是否有混浊等。

6. **眼底检查** 术前应充分散瞳后检查眼底。大部分白内障患者在散瞳情况下仍能看见视网膜。青光眼患者应注意其视盘杯盘比、视盘凹陷等情况。视网膜病变患者更应充分散瞳,结合前置镜和三面镜彻底全面检查有无出血、裂孔、新生血管、视网膜脱离等。

7. **特殊检查** 应根据不同手术要求,选择角膜厚度、角膜内皮细胞计数、眼轴长度测量、房角检查、视野、眼球突出度、眼底照相、OCT、血管荧光造影、B 超、CT、MRI、VEP、ERG 等检查。

二、全身系统检查

手术的安全与患者全身健康状况密不可分。术前全身辅助检查应备血常规、尿常规、出凝血时间；肝、肾功、血糖、血电解质；传染病系列；心电图、胸透等。

术前检查有下列情况之一者，暂不宜手术：血红蛋白低于 100g/L；白细胞大于 10×10^9/L；血小板低于 90×10^9/L；谷丙转氨酶 30IU/L 以上；血糖超过 8.3mmol/L；尿蛋白超过 7.5mmol/L；心电图严重异常；呼吸系统疾患致肺功能障碍。应请相关科室会诊治疗后，待病情缓解方可谨慎手术。如患者坚决要求手术者，手术必须在内科医生、麻醉医生监护下进行，术后严密观察，积极主动治疗，才有可能达到良好的手术效果。

术前需询问病人的既往病史与用药史。术前发现患者发热、高血压、高血糖、心功能不全、腹泻、感冒、月经来潮、颜面及全身感染病灶等情况，应酌情推迟手术。

三、术前谈话

重视术前与患者的思想沟通工作，应向患者或家属说明手术目的、术中术后可能遇到的意外问题以及相应处理方案等，解除患者的顾虑，增强战胜疾病的信心，取得家属的理解和支持，使患者能够积极和医务人员配合。在询问病史、检查病情和谈话中，可以了解患者对疾病的认知水平与思想状况，针对存在的问题予以解决。

对不易成功、难度较大或有一定危险的手术，如认为不宜直接对患者说明，在有患者的授权同意下，可向被授权人详细介绍病情、预后、手术可能发生的问题以及对策，取得他们的信任和支持。谈话时，应科学、客观、有针对性地分析患者病情及解释手术并发症，既要避免简单地要求患者服从手术计划，也不要有意夸大手术的难度和危险性。

四、术前用药

不同手术、不同患者，术前用药应区别对待，适当选择。

1. **抗生素**　所有内眼手术，术前应局部预防性使用抗生素眼药水，如全身使用抗生素应符合指征，并达到围手术期给药要求。眼部有急性结膜炎、泪囊炎或疖疮，应先治疗，痊愈后方可手术，术后仍须密切注意炎症反应。

2. **镇静剂**　为消除病人的紧张和焦虑，可以酌情于术前 1 日晚睡前服用地西泮 5mg，术前 1 小时再加服 1 次。

3. **散瞳剂**　玻璃体视网膜手术及白内障手术要求术中瞳孔散大，可以使用复合散瞳剂（如复方托吡卡胺滴眼液），一般术前 1 小时开始散瞳。

4. **降眼压药物的应用**　青光眼手术、穿透性角膜移植患者术前应常规降眼压，常采用高渗剂（如甘露醇）快速静脉滴注。

5. **内科用药**　有内科疾病长期服药的，不要轻易中断使用或更改原有剂量。对于注射胰岛素控制血糖的糖尿病病人，因手术日进食少或禁食，所以胰岛素的剂量宜适当控制或术日停用，避免低血糖。高血压患者收缩压须控制在 150mmHg 以下方可手术。全身使用抗凝剂患者可能引起术中出血，应内科会诊后暂时停用抗凝剂。阻塞梗阻性尿道疾病患者如果术前术后需用高渗剂时要特别注意排尿困难的发生；肾结石、尿道结石患者慎用碳酸酐酶抑制剂。

五、术前眼部准备

术前一天,患者应沐浴、洗头。眼底手术术后需卧床者,术前先练习在床上俯卧位姿势。全麻手术的患者手术日应按全麻常规准备,术后在床前准备吸痰机和盛呕吐物的用具。

1. **睫毛处理**　术前是否剪除睫毛应根据各医院的习惯而定。如需剪除睫毛,剪刀表面宜涂上抗生素眼药膏,使剪下的睫毛粘在刀叶上,不致掉入眼表。如不剪除睫毛,在术时应使用外科手术胶贴将睫毛粘贴于眼睑皮肤上,可避免睫毛对手术操作的影响。手术如涉及有毛发区,应于术前一天剃去毛发。

2. **眼部清洁**　内眼手术及泪道手术,术前一天和术前 1 小时可用抗生素溶液冲洗泪道。目前不主张常规进行结膜囊培养,但对特殊病例应该培养,如糖尿病患者、异体肾移植术后长期使用免疫抑制剂者等。手术前用无菌生理盐水充分冲洗结膜囊。在病房作术前药物注射及洗眼后,送到手术预备室,进行眼部消毒。

3. **消毒**　双眼滴表面麻醉剂后,用 5% 的碘伏眼部皮肤消毒。消毒应从睫毛根部起,再绕睑裂向四周扩展,以术眼为中心上至发际,下至上唇,外侧至耳前,内侧超过对侧眼内眦,重复 3 次(图 7-1)。

4. **铺巾**　铺巾宜分三部分:①包头巾二幅错位重叠,用示指、拇指及中指、无名指分别夹住上、下两巾一边的二角,患者轻抬头(或扶助下),将包头巾置入患者颈后即放开,底巾作为枕部垫巾,表面的一幅巾则向上包住术眼耳际及非手术眼,再把左右两巾的巾角在前额处交摺,然后用巾钳夹好(图 7-2)。注意巾钳应避免夹伤患者的皮肤。②铺上有大孔的直布巾,自头后盖至胸前。③最后用外科手术胶贴覆盖眼部皮肤,同时将睫毛粘贴于眼睑皮肤上。然后用眼科小弯剪沿睑裂剪开胶贴膜,放置开睑器暴露眼球。

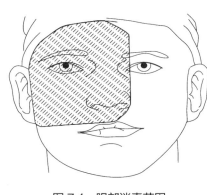

图 7-1　眼部消毒范围

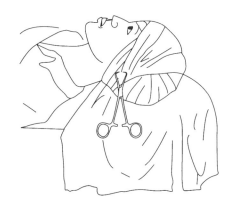

图 7-2　包头法

手术开始操作前,应再次核对患者的姓名、性别、年龄和术眼,准确无误后方可手术。

第二节　术　后　处　理

一、术后护理

手术结束后,除全麻病人或靶控麻醉的患者外,一般手术病人均可坐轮椅返回病房,术后只需 3~4 小时的卧床休息后即可在室内轻微活动。患者需避免头部用力、低头和弯腰动作，不能用力挤眼，并注意保持术眼清洁。白内障患者术后可以头高卧位休息（图 7-3），视网膜脱离手术患者手术后需卧床休息 1~2 天休息，有助于视网膜下液的吸收。对玻璃体腔注气、注入硅油者，应根据裂孔位置决定患者卧床的体位和时间（图 7-4）。

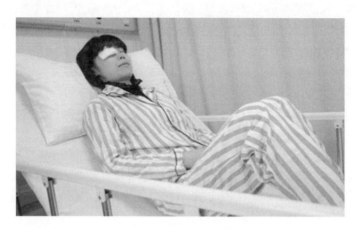

图 7-3　白内障术后头高位

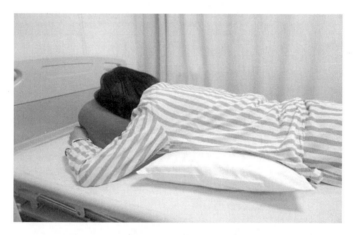

图 7-4　玻璃体腔注气或注油术后俯卧位

内眼手术术后需加保护眼罩，避免碰伤术眼。术后更换敷料前，应先嘱咐患者勿用力闭眼，以防切口受压出血。撕开眼垫胶布时动作要轻柔，以免引起患者的痛苦和不适，幼儿患者尤其需要注意。当有血凝块和分泌物与敷料、睫毛、缝线粘连时，应先用生理盐水将其软化后再慢慢揭开敷料，切勿使用暴力去除敷料，以免引起切口裂开和出血。

术后饮食，除注意避免坚硬、多骨及刺激性的食物外，可由患者自选。术后可适当给患者增加蛋白质及维生素，有助于切口的愈合，特别是体质较弱及贫血患者。无明显全身疾病的患者，一般不必使用贵重药物或滋补品。

二、术后检查

切口检查及处理：内眼术后第一天作裂隙灯显微镜检查，检查有无感染、切口是否裂开、缝线有无松脱、眼内炎症反应的程度、眼内有无出血、手术部位结构功能情况等。

检查时,如患者眼部有较强烈的刺激症状时,可轻轻翻开下睑,滴入表面麻醉药,待刺激症状减轻后再检查。检查上方角膜伤口时,可用消毒棉签后轻触上睑缘推至眶上缘处,并嘱患者向下注视,使切口暴露。检查时不应压迫眼球。

白内障术后检查需注意角膜的透明程度、切口的闭合情况、前房的炎症反应、人工晶状体位置以及眼底情况。青光眼术后每日监测眼压,并观察结膜滤过泡的范围、形状和充血情况、角膜透明度、前房深度等情况。穿透性角膜移植术后应作单眼包扎,待术后上皮修复后开放滴眼,1周左右可以出院。视网膜脱离手术和玻璃体切割术后1~2天要适当卧床休息,术后第二天眼底检查视网膜复位情况,视网膜复位良好者开放滴眼,如无炎症反应、眼压正常可以带药出院;手术未能封闭裂孔、视网膜未复位的患者待查明原因后,应酌情再次手术。

三、术后用药

1. **散瞳剂** 一般眼内手术后常规使用散瞳剂,可以减轻术后的炎症反应、预防虹膜后粘连、有助于前房形成、方便术后检查眼底。可以视术后眼内的炎症轻重选择短效或长效的散瞳剂。目前常用的短效散瞳剂有复方托吡卡胺滴眼液、1%托吡卡胺滴眼液等,长效睫状肌麻痹剂为1%阿托品凝胶。

2. **抗生素** 一般眼内手术后常规选用广谱抗生素眼药水滴眼预防感染,2小时一次,滴用3天后改每日4次,持续1周。如有感染迹象或眼外伤手术后需增加滴眼次数,必要时全身应用抗生素或玻璃体腔注药控制眼内感染。

3. **激素** 糖皮质激素和非甾体抗炎药可以减轻术后炎症反应及瘢痕形成,一般术后局部滴用即可在前房达到有效浓度,不需要全身应用。术后早期频点,3天后逐渐减少滴药次数为一天4次,一周后继续减量直至眼内炎症完全消退为止。术后早期或眼内炎症反应比较重时,可适当增加点药频率。长期应用糖皮质激素时应注意:有单纯疱疹性角膜炎病史或有严重糖尿病的病人,可能致病毒性角膜炎复发或手术切口愈合不良和感染的风险增加;同时长期应用有致激素性青光眼的可能性。

4. **降眼压药物** 术后一过性眼压升高是内眼术后早期最常见的并发症,会导致术后恶心、呕吐等自主神经反应。如出现高眼压,可给予降眼压处理,如前房放液、局部使用降眼压滴眼液或口服降眼压药物及全身应用高渗剂。服用乙酰唑胺的患者,应注意过敏反应、泌尿道结石、血尿和排尿困难的发生可能。

5. **其他** 有全身其他症状者需对症处理。如局部麻醉后和术后疼痛可给予罗通定60mg肌注、维生素 B_6、芬必得胶囊等处理。有便秘的患者可给予麻仁软胶囊、开塞露等处理。有咳嗽的患者可予镇咳处理等。

(胡旭颋)

第八章 手 术 室

第一节 手术室的发展史

1846年,美国麻省总医院(Massachusetts General Hospital)的牙科医生 William T.G. Morton 演示在乙醚麻醉下实施无痛拔牙,地点选择在图书馆的阶梯教室,由此开始了手术室发展的序幕。

手术室的发展历程大致可以分为四个阶段。第一代手术室又称创世纪简易型手术室,手术多在自然环境下进行,没有采取防止空气污染和接触污染的措施,手术感染率高。这一时期推动手术室发展的重要历史事件包括:1886年发现细菌,蒸汽灭菌法的诞生;1887年建立洗手法;1890年灭菌橡胶手套的使用;1897年口罩的使用;1898年手术衣的使用等。

第二代手术室又称分散型手术室,是专门建造、非封闭建筑的手术室,有供暖、通风措施,使用消毒灭菌技术,手术感染率明显下降。20世纪的欧洲,医院各个病房内,开始各自配备相应的手术室,1937年的法国巴黎万国博览会上,现代模式的手术室正式成立。

第三代手术室又称集中型手术室,具有建筑分区保护、密闭的空调手术室,手术环境改善,术后感染率在药物控制下稳定下降。20世纪中期,随着病房的集中化,1963年中央供应型手术室平面布局在美国诞生;1966年美国的巴顿纪念医院建立了世界上第一间层流洁净手术室;1969年英国卫生部推荐的手术室平面布局是今天被广泛使用的污物回收型手术室的雏形。

第四代手术室又称洁净手术室,随着外科学和科学技术的飞速发展,手术室在建筑设计、用物和仪器设备的配备以及人员的组织结构和职能方面都进入一个新的发展阶段。未来的手术室应该是相对集中,但功能完全独立;既具普遍性以应对各类手术,又要充分考虑各种特殊手术的需要。

第二节 手术室的环境设计要求

合理的建筑环境是保证手术顺利进行的必要条件。手术室在建筑设计上应该成为一个独立的完整体系,以方便手术,利于清洁、消毒、灭菌为原则。手术室的设计应符合功能流程及无菌要求。手术室的建筑形式、大小、设置、组织配合和墙壁粉刷装修等,可根据具体条件及要求而定。但是,无论专科医院还是综合医院,手术室的建筑都应符合现代医学发展的要求。眼科手术尤其是内眼手术,必须配备手术显微镜,且对无菌条件要求极高。此外,由于眼科手术所用器械精细而易于损坏,因此,对于手术室的合理安排、科学布局均有较严格的要求。如能设置专科或专用手术室在使用和管理方面有较多优点。

一、手术室的环境和布局

手术室出入路线布局原则应符合功能流程和洁、污分区要求。应设三条出入路线,一为工作人员出入路线;二为病人出入路线;三为器械敷料等循环供应路线。三条路线尽量做到隔离,避免交叉。

1. 手术室的建筑要求　手术室的位置及设施:

1)手术室应建在医院内安静、清洁、便于和相关科室联系的位置。一般设在病房大楼的次顶层或中间层,处于外科各病区的中心或附近,并与某些辅助科室(血库,检验室)相距不宜太远,以便接送病人和术中联系。

2)应有专用的水电供应、电梯传送、防火设施,有条件的应设置空气过滤除菌、排气和空调装置,室内保持在18~22℃,相对湿度以50%左右为宜。

3)手术间的设置:设在北面为宜,可避免强光直射室内。

2. 手术室的布局

(1)手术室出入路线布局:出入路线的布局设计需要符合功能流程与洁污区要求,应设3条出入路线,即工作人员出入路线、病人出入路线、器械物流等循环供应路线,尽量做到隔离,避免交叉感染。

(2)分区:手术室应划分为三个区域,即非限制区、半限制区和限制区。

1)非限制区:属污染区,设在最外侧,包括接收病人区、换鞋处、更衣室、麻醉苏醒室、麻醉医生和护士办公室、值班室、会议室、手术教学室、标本间、污物处理间、餐饮室等,值班室和办公室应设在入口近处。

2)半限制区:设在中间,包括储藏室、敷料室、器械室、消毒室、洗眼间、麻醉仪器室、复苏室和洗涤室、手术间外走廊等。

3)限制区:即清洁区,设在内侧,包括手术间、洗手间、无菌敷料间及限制区的洗涤间,还可将限制区与半限制区分设在上下两个相邻的楼层。

各区之间应有门相隔,若条件允许,非限制区和半限制区之间设有风帘门。无菌间和一般手术间必须分开。一般手术间包括外眼手术间和感染手术间,应设在手术室出口较近处。无菌间和内眼手术间设在远离出口处的一端。玻璃体和视网膜手术间与眼前段手术间相对分开。条件允许者内眼手术间在建筑时设置空气层流净化系统并装有感应门。手术间和洗手间分开,两手术间当中应设有一洗手间。限制区和半限制区均应另设有洗涤间,各区的清洁工具应严格分开,不得交叉使用。

3. 手术室房间数量的确定　估算用房数量的方法有两种:一是根据手术科室的床位数,按20:1~25:1的比例确定手术用房数,然后根据手术用房数,确定手术辅助用房、消毒供应用房及其他用房数;二是根据手术的次数来确定手术间的数量。

二、手术室内设施配置与要求

1. 手术间窗户　应为双层玻璃,外层装有纱窗。为避免阳光直射其中一层应为磨砂或茶色玻璃。门应无门槛,以便于车床进出,最好采用自动感应开启的电动门,避免用扇形摆动的弹簧门,以防止气流使尘土及细菌飞扬。小手术间在 $16m^2$ 以上,大手术间在 $35~40m^2$,小手术间设一室一台,大手术间可以一室二台。

2. **墙壁与地面**　墙壁应隔音良好,墙围宜较暗,可用淡绿色或者淡蓝色并光滑可冲洗,墙角呈弧形,地面用水磨石或者平整的防滑瓷砖,低处设下水地漏。

3. **电源与空调**　手术室除使用共用电源外,最好配备应急发电装置,以防突然停电。所有电器设备必须经常处于正常可用状态。电源插头及线路要合理配置,定期检修。手术室内有供暖和空调设备,但不得明火取暖。手术间保持18~22℃恒温,相对湿度50%~60%为宜。有条件者,手术间应设有对讲系统、闭路电视和音响系统。

4. **照明**　十分重要,国产四灯式无影灯一般可以满足要求,此外尚需准备照明手电筒、深部照明灯或额灯,以便临时需要以及作眼眶及深部手术补充照明用。

手术间要有直接检眼镜和间接检眼镜以备眼底检查用。外眼手术间和异物手术间应备有阅片箱用以手术时参阅。室内应有遮光设备正以便术中能检查眼底。

5. **手术床**　高度要适合,一般以65~80cm为宜,并能按手术需要,要升降手术者、助手和显微镜的高度。座椅最好采用有靠背及能用脚控升降的旋转椅以便调整高度适应手术者的需要。术者多坐或站于患者头后,器械台置于病人胸前。需要器械较多的手术,可另设一器械台置于助手与术者之间。手术床四周应有回旋余地。接运患者的车床应与手术床等高并列。使用接送患者的车床要保持清洁和无菌。

6. **壁柜或物架**　以便放置手术用品,室内尚需备有手术显微镜、器械桌、升降器械台、输液架、麻醉车、踏脚凳、吸痰器、温度计、湿度计、时钟、污物桶。

7. **洗手间**　内应有冷热水及自动感应开关、刷手肥皂、无菌擦手巾、时钟、泡手酒精、灭菌消毒剂(如手术消毒液、碘伏等)、自动干手机、指甲剪刀。

8. **敷料室**　要设有敷料柜、准备包扎敷料用的工作桌及包装手术包、剪刀。敷料包规格不超过22cm×33cm×55cm或30cm×30cm×50cm。布料敷料系带要完整,清洁无破洞,以四层包裹为宜。所用敷料、棉布手术衣、洗手衣、参观者用的衣裤、口罩、帽子应用过即洗,无菌敷料室的门窗密闭良好,并有通风设备。无菌物品及敷料柜要有门,内置物品存放有序,包名、消毒日期、准备者代号的标志必须清楚。无菌包应干燥、结实呈十字包扎。无菌包内及外表必须有明确显示已灭菌指示卡或指示带。

9. **消毒间**　室内要整洁,通风良好,墙壁无霉点及粉尘脱落。设有离压灭菌器、微波消毒器、无菌物品消毒质量要使用指示卡或指示胶带显示。消毒锅内放置留点温度计。已灭菌和未灭菌的物品要有明显的识别标志,定期检查灭菌效果并有记录。

10. **器械室**　设有玻璃器械柜,器械分类放置,标志清楚。设专人负责器械保管,挑选器械要有卡片,贵重器械必须加锁。所有器械宜定期清点、保养和维修,做到洁净无锈、关节灵活、性能良好,锐利器械有防损害设置。建立器械档案和登记簿,账目清楚,交接要有登记,贵重器械不外借,外借器械要有登记。

11. **洗涤室**　设有良好的供、排水系统,墙壁地面清洁无霉点。室内配备洗衣机、干衣机、超声洗涤机等。污染物品与一般物品分池洗涤,标志明显。污染物品的洗涤程序为消毒—刷洗—消毒,一般物品先泡后洗,刷洗后自然干燥或烘干。

12. **污物间**　设有排水系统、污物桶、污物袋、清洁剂。用过的布类敷料放入污物袋送洗。一次性敷料、注射器、输液管集中回收,统一处理。一切污物应及时处理,不堆放、不过夜,污物桶每日清洗消毒。病理标本有固定位置放置,标本的姓名、性别、年龄、住院号病区的床号等填写要清晰。当日标本当日送,并有交接手续,避免丢失。

13. **急救设备室**　内应配有必要的心、肺、血压的监察设备,供氧系统,吸痰设备,以及常用必需的急救药物及用品等。

三、洁净手术室的设计

随着临床医学科学的深入发展,创造洁净手术室已经成为外科手术技术发展的必然趋势。2002年我国颁发了《医院洁净手术部建筑技术规范》(2014年修订)后,洁净手术室的建设加速发展。通过净化空调系统,有效控制室内的温度、湿度及尘粒,创造理想的手术环境,降低手术感染率,提高手术质量,是现代医院的发展方向,也是现代化医院的显著标志。

手术室的空气调节技术是通过采用科学设计的初、中、高效多级空气过滤系统,最大限度地清除悬浮于空气中的微粒及微生物,并有效阻止室外粒子进入室内,创造洁净环境的有效手段。

洁净手术室的空气调节系统主要由空气处理器,初、中、高效过滤器,加压风机,空气回风口与送风口等部分组成。空气过滤是最有效、安全、经济和方便的除菌手段,采用合适的过滤器能保证送风气流达到要求的尘埃浓度和细菌浓度。初级过滤器设在新风口,是第一级过滤,对空气中≥5μm的微粒滤除率在50%以上;中效过滤器设在回风口,其对手术间回流空气中≥1μm的微粒滤除率在50%以上;高效过滤器设在送风口,其对新风、回风中≥0.5μm的微粒滤除率在95%以上。经过高效过滤器的超净空气,其洁净度可达99.89%。资料证明,应用空气过滤装置可使外科手术切口感染率大大下降。手术室各功能区域用房分级见表8-1,洁净手术室的等级标准见表8-2。

按手术有菌或无菌的程度,眼科手术间可划分成以下4类(表8-3):

Ⅰ类手术间:即无菌净化手术间;Ⅱ类手术间:即无菌手术间,主要眼内手术;Ⅲ类手术间:既有菌手术间;Ⅳ类手术间:即感染手术间。由于眼科的手术往往需要配置专门的设备及器械,因此,眼科手术间宜相对固定,内眼手术需在Ⅰ、Ⅱ类手术间进行。

表 8-1　主要洁净辅助用房分级

等级	用房名称
Ⅰ	需要无菌操作的特殊实验室
Ⅱ	体外循环灌注准备室
Ⅲ	刷手间
	消毒准备室
	预麻室
	一次性物品、无菌敷料及器械与精密仪器的存放室
	护士站
	洁净走廊
	重症护理单元(ICU)
Ⅳ	恢复(麻醉苏醒)室与更衣室(二更)
	清洁走廊

表 8-2　洁净手术室的等级标准（空态或静态）

等级	手术室名称	沉降法（浮游法）细菌最大平均浓度		表面最大染菌密度（个/cm²）	空气洁净度级别	
		手术区	周边区		手术室	周边区
Ⅰ	特别洁净手术室	0.2 个/30minφ90 皿（5 个/m³）	0.4 个/30minφ90 皿（10 个/m³）	5	100 级	1 000 级
Ⅱ	标准洁净手术室	0.75 个/30minφ90 皿（25 个/m³）	1.5 个/30minφ90 皿（50 个/m³）	5	1 000 级	10 000 级
Ⅲ	一般洁净手术室	2 个/30minφ90 皿（75 个/m³）	4 个/30minφ90 皿（150 个/m³）	5	10 000 级	100 000 级
Ⅳ	准洁净手术室	5 个/30minφ90 皿（175 个/m³）		5	300 000 级	

注：1. 浮游法的细菌最大平均浓度采用括号内数值。细菌浓度是直接所测的结果，不是沉降法和浮游法互相换算的结果。

2. Ⅰ级眼科专用手术室周边区按 10 000 级要求。

表 8-3　洁净手术室分级

等级	手术室名称	手术切口类别
Ⅰ	特别洁净手术室	Ⅰ
Ⅱ	标准洁净手术室	Ⅰ
Ⅲ	一般洁净手术室	Ⅱ
Ⅳ	准洁净手术室	Ⅲ

四、手术室的管理

1. 手术室的一般规则

（1）凡进入手术室人员，必须按规定更换手术室所备衣、裤、口、帽、鞋（或一次性鞋套），内衣不可外露，用后应放回原位。外出时，应更换外出衣和鞋。

（2）手术室内应保持肃静，禁止高声谈笑和吸烟，门要轻开轻关；手术进行时，勿走正门，尽量减少不必要的活动。

（3）严格执行无菌管理，除参加手术及有关人员外，其他人员一概不准随便入内。患者上呼吸道感染、急慢性皮肤感染性疾病者，不可进入手术室，更不能参加手术。凡违反无菌管理之处，一经指出，须立即纠正。施行感染手术的医务人员，术毕不得到其他手术间参观走动。

（4）手术室工作人员应熟悉手术室内各种物件的固定放置和使用方法，用后放回原处。有关急救药品、器材，必须随时备用，定时检查，及时补充及维修。一切器械、物品，未经负责人许可，不得擅自外借。

（5）手术完毕，对用过的器械、物品及时清洁或消毒处理，整理备用。严重感染或特殊感染手术用过的器械、物品，均须作特殊处理，手术间亦应按要求消毒处理。

（6）值班人员应坚守岗位,随时准备接受急症手术,不得擅自离开。

（7）凡需施行手术,应由各科主管医师填写手术通知单。择期手术应提前一天按规定时间送手术室,急症手术或紧急手术可先行电话通知手术室,并尽快补送手术通知单。需特殊器械或有特殊要求的,应在手术通知单上注明。因故暂停或更改手术,应预先通知联系。

（8）无菌手术与有菌手术应相对固定。无条件固定者,应先施行无菌手术,后施污染或感染手术。优先安排急症手术。严禁在一个手术间施行无菌及污染手术。

（9）重大手术或新开展手术,有关手术人员应术前讨论,做好充分准备,必要时,手术者可至手术室检查准备的器械和物品。

（10）参加手术人员应按时洗手,准备手术。

2. **手术室参观规则**

（1）参观人员最好安排在示教室观看连接于手术室内的视频,如无条件则应根据手术间的面积严格限定参观人数,大间不超过 6 人,小间不超过 4 人。

（2）凡来参观者,必须凭医务科的介绍信,方可进手术室参观。

（3）参观时应遵守无菌原则,参观者应立于手术人员身后,不可距手术人员过近,距手术无菌区域应在 30cm 以上,避免污染。

3. **接送病人的制度**

（1）按时接送术病人进入手术室,一般根据病人手术时间提前 30 分钟或 1 小时,接病人时严格核对病区、床号、姓名、性别、年龄、诊断、手术名称及部位,确认无误后方可将病人送到指定手术间的手术台上。接小儿病人时,一车不得同时运载两人,以防差错。

（2）接病人时,根据病历检查术前准备是否完善,并注意与病房护士办好交接手续,不带贵重物品进入手术室。无导尿管病人应嘱病人排尿。病人进手术室后必须戴清洁帽,换鞋等。

（3）手术结束后,待生命体征平稳、病情允许时将病人随同病房带来的一切用物送回病房,并与病室接班护士当面交接输液、输血、引流管及术后注意事项等。由术者、麻醉师、手术护士、护工一起护送病人,以防回病房途中发生意外。

4. **手术室清洁消毒制度**

（1）每天早上做各间平面卫生,务必保持手术间内器械具清洁无尘。

（2）每次或每日手术后进行清洁消毒处理。

（3）每周末彻底大扫除 1 次,包括刷洗手术间地板、墙壁,擦净家具、门窗、无影灯、手术床、器械柜等。

（4）每周六手术间及无菌室进行空气熏蒸消毒,其余时间每晚或术毕用紫外线灯或电子灭菌处理并更换器械浸泡消毒液;检查无菌包,超过 1 周的需要重新灭菌。

（5）每月定期做空气细菌培养。如不合格,必须重新密闭消毒后再作培养,合格后方可使用。

（晋秀明）

第九章　常用眼科手术方法

眼科手术种类繁多,不同的眼病常需要用不同的专用设备和器械,实施不同方式的手术;而同一眼病也有多种手术方式。每种手术方式又涉及手术适应证、禁忌证、术前准备、手术操作步骤、并发症处理、术后处理等多项内容。本章仅列举几种具代表性的常用眼科手术方法,简要介绍其手术目的、原理及基本手术步骤,供初步学习参考。更多的手术方法和详尽内容参考眼科手术专著。

第一节　翼状胬肉切除联合自体结膜移植术

对进行性翼状胬肉、翼状胬肉长入角膜缘 3mm 以上、胬肉引起角膜形态改变致明显散光、影响眼球运动或影响面容者,应择期行翼状胬肉切除联合自体结膜移植术(pterygium excision combined with conjunctival autografting)。

一、手术目的与原理

切除角膜表面及部分胬肉体部增生组织,以维持角膜正常形态、解除胬肉组织遮盖及牵引;移植角膜缘带干细胞的球结膜组织,以覆盖胬肉体部切除区巩膜裸露面,并阻挡胬肉根部组织向角膜方向生长。

二、手术步骤

1. **麻醉**　0.5% 丙美卡因结膜和角膜表面麻醉。用 2% 利多卡因作胬肉体部、根部及结膜移植区的结膜下浸润麻醉。

2. **胬肉组织切除**　从胬肉体上下两侧与正常结膜分界处分别剪开结膜,用组织剪伸入切口将胬肉组织从巩膜表面钝性分离;提起胬肉体部,自胬肉颈部向角膜表面分离胬肉的头部组织,如不能牵拉分离,则自颈部剪断胬肉组织,用小圆刀片仔细将胬肉组织与角膜组织分离,小圆刀片垂直角膜表面将胬肉残余组织刮除至角膜表面光洁(图 9-1)。清除残留组织限于角膜上皮细胞层或前弹力层,尽量减少对实质层的损伤,以形成光洁、连续的角膜与角膜缘及巩膜面为度。

自巩膜表面分离结膜下胬肉增生组织的体直达半月皱襞外,务必使巩膜表面光滑平整,巩膜表面血管出血可予玻璃棒热灼止血。将胬肉体部结膜与其下增生及筋膜组织分离,并切除至半月皱襞处(图 9-2)。在分离内眦部的翼状胬肉至半月皱襞时、切除胬肉组织时,应注意保护内直肌,切勿损伤内直肌。

3. **自体结膜植片移植与缝合**　在颞上方或颞下方角巩缘处作一菲薄的带角膜缘的与植床大小一致的呈梯形结膜植片(图 9-3),移除植片后之创缘缝合至角巩膜缘处。将结膜植片上皮面向上移置于裸露的巩膜植床上,用 10-0 尼龙线先间断缝合结膜植片之角膜缘于植床之角膜缘后,再对位缝半月襞处的底部,缝合时应将植片固定浅层巩膜上防止组织移动,促进其愈合(图 9-4)。植片缝合固定也可用连续交锁式缝合技术,以减少线结刺激。

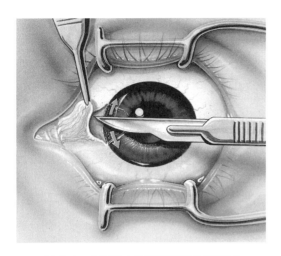

图 9-1 分离胬肉头部并刮切角膜创面

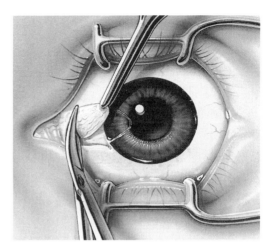

图 9-2 剪除胬肉体部组织

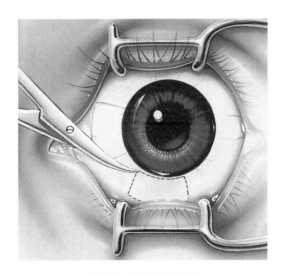

图 9-3 取球结膜植片

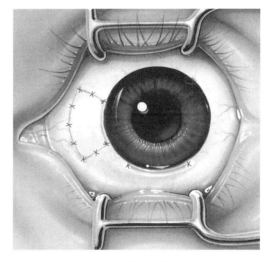

图 9-4 植片移植缝合

4. 结膜囊涂抗生素眼膏,包敷术眼。

5. **术后处理** 术后次日去包眼,同时使用抗生素和糖皮质激素眼药,以预防感染和减轻炎症反应。术后 10~12 天拆除缝线。拆线后继续局部滴糖皮质激素类滴眼液 1~3 周。

第二节 白内障囊外摘除术

一、手术目的与原理

现代白内障囊外摘除术(extracapsular cataract extraction, ECCE),突出表现在眼科显微

手术和闭合注吸系统应用,其适应证十分广泛,除严重晶状体脱位及影响晶状体后囊膜稳定性的因素外,几乎适用于所有类型白内障。由于各种"碎核技术"的发展,小切口白内障囊外摘除术(manual small incision cataract surgery, MSICS)已日益广泛应用。ECCE 系将晶状体前囊膜、混浊的晶状体皮质与核清除,而保留后囊于原位,为后房型人工晶状体植入创造条件。

二、手术步骤

1. **球周麻醉** 1% 或 2% 的盐酸利多卡因中加一滴 1:10 000 的肾上腺素和 0.25ml 的透明质酸酶溶液作球周麻醉。结膜囊滴丙美卡因液表面麻醉剂。手指在眼睑外轻轻按摩 2 分钟以降低眼压。

2. **结膜切口** 做 180° 球结膜环形切开(以穹窿为基底的结膜瓣),从 9 点至 3 点将球结膜完全从角巩缘分离,热凝出血点。

3. **角巩膜缘切口** 自 10:30~1:30 钟位,沿角膜缘灰线稍后平行切开巩膜 2/3 厚板层,然后刀片刺入前房。

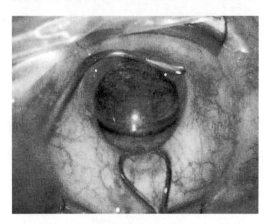

图 9-5 压迫法娩核

4. **晶状体前囊切开** 开罐法截囊或者连续环行撕囊术。

5. **扩大角巩膜缘切口** 用截囊针边灌注边转动晶状体核,使核与皮质分离。然后将前房穿刺口扩大,扩大角巩缘切口达 170°。

6. **娩出晶状体核** 有许多种方法。如压迫法(图 9-5),水娩出法,晶状体圈法(图 9-6)。以及多种手法劈核技术的应用。

7. **清除皮质** 核娩出后,用 10-0 尼龙线间断缝合切口,中间留下 7mm 左右为植入人工晶状体所用。用双管灌吸针冲吸干净皮质(图 9-7)。此后,即可植入人工晶状体。

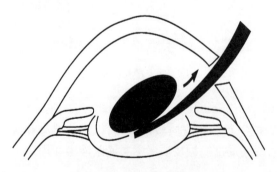

图 9-6 晶状体圈法娩核

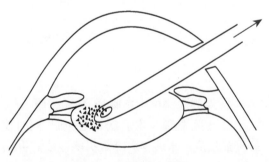

图 9-7 抽吸晶状体皮质

8. **缝合关闭切口** 如果关闭切口后前房仍未形成,可注入少量空气,过多的空气可造成眼压升高。在距切口 2mm 的巩膜上多点轻压,以检查切口是否严密关闭。如果轻压后有房水漏出,需增加缝合针数。将球结膜拉下覆盖在切口上。为了避免线结刺激睑缘,结膜可不必缝合。

第三节 超声乳化白内障吸除术

美国 Kelman 医生于 1967 年发明的白内障超声乳化技术（phacoemulsification）是眼科显微手术的重大成果，开创了白内障手术的新纪元，已成为世界公认的、广泛开展的、先进成熟的白内障手术方式。

一、手术目的与原理

使用超声乳化仪，在仅有 3mm 甚至 1.8mm、1.2mm 微切口中，伸入超声乳化针头，针头外套软硅胶套用于灌注维持前房充盈和压力，中空的针头负压吸引并前后振动击碎晶状体核和皮质呈细小颗粒和乳糜状，同时负压吸除。然后通过切口植入折叠式人工晶状体于囊袋内。

超声乳化技术具有无痛苦，切口小，切口愈合快，术后散光小，术后反应轻，手术时间短，安全稳定，快速复明等优点。

二、手术步骤

1. **麻醉** 结膜囊滴丙美卡因液表面麻醉即可。初学者可加用球周麻醉或球结膜下浸润麻醉。

2. **切口** 主切口用于进入超声乳化针头及人工晶状体植入，常位于 10~11 点钟位，有巩膜隧道切口、角膜缘切口及透明角膜隧道切口 3 种，临床上以透明角膜隧道切口最为简便和常用。侧切口约 1mm 长，位常位于 3 点钟位，用于辅助操作（图 9-8A）。

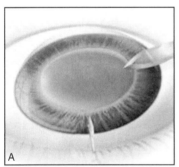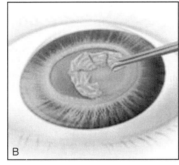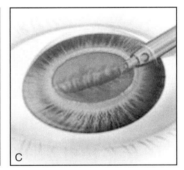
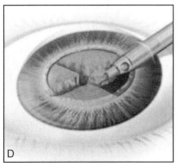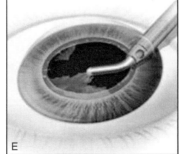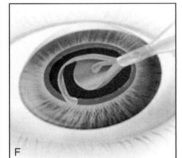

图 9-8 超声乳化白内障吸除并人工晶状体植入手术步骤

A. 作透明角膜隧道主切口及侧切口；B. 连续环形撕囊；C、D. 晶状体劈核及超声乳化吸除；E. 晶状休皮质吸除；F. 人工晶状体植入。

3. **连续环形撕囊**　注入黏弹剂前房成形下,以撕囊镊或自制 27G 截囊针头,从晶状体前囊中央起瓣后,利用剪切力环形撕除居中的直径 5.0~5.5mm 的前囊膜(图 9-8B)。

4. **水分离和水分层**　冲洗针头经主切口进入前房,从前囊口进入接近赤道部晶状体前囊下,注入平衡盐溶液以使晶状体囊膜与皮质分离,即为水分离;然后将液体注入晶状体内,使晶状体核与其周围的皮质壳层分离,称为水分层。

5. **晶状体超声乳化**　在从侧切口进入的晶状体拨核器(或劈核钩)辅助下,利用超声乳化针头进行劈核、碎核等操作(图 9-8C),完成晶状体核和硬皮质壳的乳化吸除(图 9-8D)。

6. **晶状体皮质抽吸及囊膜抛光**　主切口伸入灌注抽吸探头至前囊下,将残留的软的晶状体皮质吸除,并轻吸打磨前囊下的上皮细胞及抛光后囊前表面的丝状残留皮质(图 9-8E)。

7. 再次黏弹剂前房成形下,经主切口植入人工晶状体(图 9-8F)。

第四节　复合式小梁切除术

小梁切除术(trabeculectomy)是经典的抗青光眼眼外引流滤过手术方式。复合式小梁切除术基于青光眼术后切口愈合过程的病理生理特点,影响切口愈合过程的药物学和非药物学调节理论,通过合理地组合现代抗代谢药物而改良的小梁切除术的新技术。它由下列新技术组成:①术中一次性中剂量丝裂霉素 C(MMC)的应用;②巩膜瓣相对牢固缝合;③术后控制性定量拆除、缝线松解,并结合滤过泡旁指法按摩;④术后必要时 5-Fu 追加应用。

一、手术目的与原理

切除小梁网或其前部的角膜深层组织,房水经小梁切除切口从其表面的巩膜瓣侧切口排出到结膜下,形成滤过泡,然后经滤过泡周围的结膜下淋巴管吸收,从而外引流房水达到降低、控制眼压的目的。

二、手术步骤

1. **麻醉**　结膜囊内滴用 0.5% 丁卡因(或丙美卡因)表面麻醉。以 2% 利多卡因行球周麻醉,手术部位球结膜下浸润麻醉。眼球按摩使麻醉药扩散,眼压降低。

2. 缝上直肌牵引线。

3. **制作球结膜瓣**　一般选择于上方。制作以角膜缘为基底的结膜瓣:以有齿镊夹住球结膜和球筋膜做全层切开,切口距角膜缘 8~10mm,在直视下沿巩膜平面向前分离直至角膜缘(图 9-9)。以穹窿部为基底的结膜瓣:角膜缘剪开球结膜和球筋膜约 3 个钟点范围,向后分离,适当地暴露准备做巩

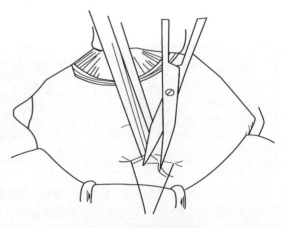

图 9-9　制作球结膜瓣

膜瓣的区域。

4. **作巩膜瓣** 巩膜瓣的形状可采用四边形、三角形等。用烧灼器在准备做巩膜瓣的切口处烧灼止血,用尖刀片或 15° 穿刺刀做以角膜缘为基底的巩膜瓣,先做两条垂直于角膜缘的切口,前端直至清亮的角膜,但不能伤及球结膜瓣。然后做一平行于角膜缘的切口,并将三边连起,做成 3mm×3mm 的四边形。切口的深度约为 1/2 或 1/3 巩膜厚度。用镊子夹住巩膜瓣边缘,尽量翻转,向角膜方向轻轻牵拉。用刀片以几乎平贴巩膜的方向剖切巩膜层间纤维,向前分离,直至透明角膜区内 1mm(图 9-10,图 9-11)。

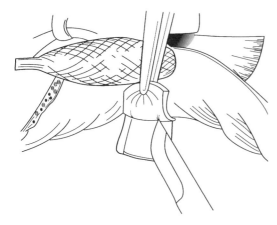

图 9-10 制作巩膜瓣

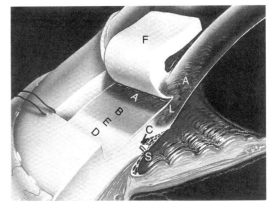

图 9-11 巩膜瓣前后界解剖关系

根据病情需要,可于结膜瓣下或 / 和巩膜瓣下放置 MMC 棉片 2~5 分钟后,以大量生理盐水冲洗。

5. **角膜侧切口** 一般于颞侧透明角膜以 15° 穿刺刀作一 1mm 左右侧切口,大小应足于使冲洗针头穿入前房。侧切口提供了术中缓慢降低过高眼压、前房灌注、冲洗、检查巩膜瓣渗水程度,以及术毕时恢复前房的通道。

6. **小梁切除** 用镊子夹住巩膜瓣边缘,轻轻地向角膜方向牵拉。用 15° 穿刺刀尖先做两条间隔约为 1.5~2mm,从角巩膜缘前界至其后界的平行巩膜切口,于这两条切口之间的角巩膜缘前界做平行于角巩膜缘的切口,切口两端距巩膜瓣边缘约 0.5mm,此区即小梁与部分角巩膜深层组织,切除的部位应靠前一些,以避免伤及虹膜根部和睫状体。用镊子夹住角巩膜组织的游离边缘,并向后翻转,然后用剪刀剪除小梁与角巩膜深层组织(图 9-12,图 9-13)。

也可采用咬切的方法切除部分角巩膜深层组织。

7. **周边部虹膜切除** 用镊子夹住角巩膜切口中暴露的虹膜组织,轻轻提起,稍向后转。将虹膜剪刀平行于角巩膜缘作周边部虹膜切除(图 9-14)。冲洗角巩膜切除部位,用虹膜回复器轻轻地从角巩膜切除处向瞳孔方

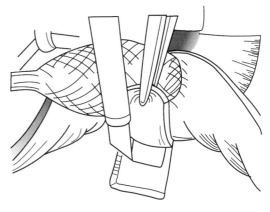

图 9-12 小梁切除前后缘

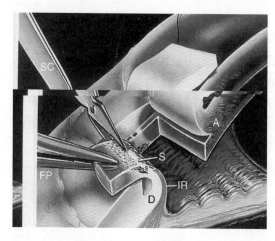

图 9-13 小梁切除部位

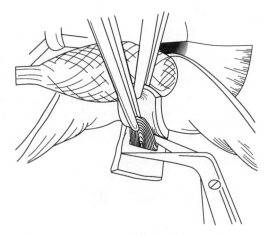

图 9-14 虹膜周边切除

向按摩角膜,回复虹膜。周边部虹膜切除的宽度应大于小梁切除的宽度,可防止周边部虹膜嵌顿于深层角巩膜切口。

8. **缝合巩膜瓣** 将巩膜瓣复位。于其两游离角各用 10-0 尼龙线间断缝合一样,打结,线结埋藏于巩膜床内。然后将平衡盐水经角膜穿刺处注入前房,观察巩膜瓣侧边液体外渗情况。如果外渗过多,应加巩膜瓣缝线。根据需要可于巩膜瓣侧切口作可拆除调整缝线。

9. **缝合球结膜切口** 如果是以角膜缘为基底的球结膜瓣,用 8-0 尼龙线可吸收线连续分层缝合切口球筋膜与结膜组织。

如果是以穹窿部为基底的球结膜瓣,于球结膜切口的两端角巩膜处各缝 1 针。

10. **恢复前房** 缝合球结膜伤口后,经角膜穿刺处向前房内注入平衡盐水,以便恢复前房和了解结膜伤口渗漏情况。如果发现渗漏,应加缝线。

11. **术后处理** 手术结束时,球结膜下注射妥布霉素加地塞米松各 0.1ml;滴用抗生素眼膏。术后滴用抗生素加皮质类固醇眼药水,每日 3~4 次。

第五节　开放性角巩膜损伤的一期手术

角膜、巩膜的开放性损伤,常伴有眼内容物脱出或嵌顿,若不及时处理,可使伤情加剧,甚至因感染而导致眼球萎缩、视功能丧失等严重后果。因此,临床上常需急诊手术缝合修复。而一期处理是否得当及其治疗质量,直接影响后续治疗,关系到最终视功能恢复水平。

一、手术目的与原理

通过清创修复术,重建和恢复眼球的解剖结构,关闭开放的伤口,治疗和防止眼内组织的嵌顿、粘连,保持其完整性;减少组织扭曲;去除无法修复的破碎组织和止血;防止损害进一步加重与发展,防止及控制感染,减少并发症,为后期手术创造条件;最大限度地保持、挽救、恢复视功能;解决外观与美容问题等。

二、手术步骤

1. **开睑** 动作应轻,不能对眼球施压,必要时缝线开睑。合并眼睑损伤,应先眼球清创缝合修复后再处理；如眼睑损伤影响开睑，可予睑缘简单缝合、止血达到能开睑即可。

2. **麻醉**　尽可能选择表面与结膜下浸润麻醉，一般不宜作球周、球后麻醉，防止因眶内压增高致眼内容物医源性脱出。

3. **眼表抗生素冲洗**　表面麻醉后局部用稀释抗生素溶液（常用稀释的妥布霉素或庆大霉素）充分冲洗眼表，并清除眼表的异物。因冲洗用抗生素溶液有浸入眼内，可能对视网膜等组织产生毒性作用，则应冲洗后立即用生理盐水再冲洗稀释。

4. **脱出组织的处理**

（1）虹膜脱出的处理：脱出的虹膜，应依照伤后时间、受伤环境和显微镜下脱出虹膜的性状来决定取舍。脱出的虹膜原则上应尽可能保留，尤其是位于颞下方的虹膜脱出。以下情况可考虑部分切除：缺损严重修复无望，带有难清除的多个细小异物，时间长可致严重感染或可能引起上皮植入者。

虹膜回纳的方法：

1）脱出较久的虹膜表面常覆盖一层纤维渗出膜或上皮长入覆盖，应自伤口边缘开始仔细清除，并反复冲洗后再回纳。

2）伤口较小者，或眼压不高时，向脱出虹膜处伤口两侧之房角方向（虹膜前面）注入适量黏弹剂（以不超过正常眼压为度），切不可向瞳孔区或伤口内直接注射，否则不仅无法回复，还可能会在缝合拉开伤口时引起更重的虹膜脱出。

3）伤口较长时，应先回复部分虹膜，并缝合部分伤口，尽可能先回纳角膜缘处虹膜和缝合其伤口，然后如上法回纳其余虹膜。

4）角膜缘处的虹膜脱出处理较为困难。回纳时前房压力不能太高，可用虹膜回复器在伤口处向后推压，同时进行缝合，待缝线结扎后再退出回复器。

5）伤口已关闭，但有虹膜轻度嵌夹或虹膜接触房角时，可于伤口对侧行角膜穿刺，以虹膜回复器自周边向瞳孔区整复虹膜回位，再注入少许黏弹剂充填防其粘连。操作不能过猛，应防止损伤虹膜根部引起出血。

（2）脱出的视网膜应尽可能在无损伤情况下回纳。

（3）脱出的睫状体和脉络膜组织经抗生素稀释液充分冲洗后还纳，避免嵌夹伤口。

（4）脱出的玻璃体应棉签吸附后，沿巩膜表面齐平剪除；如脱出玻璃体量少，皮质包裹完整如"蟹睛"样，能通过牵拉巩膜伤口令其自行回复，则不必剪除。

（5）晶状体完全脱位发生嵌顿或位于前房者应摘除。嵌顿于瞳孔区或囊膜破裂致皮质溢出者应清除皮质，并解除瞳孔区嵌顿。

另外，直视可见的虹膜、晶状体、房角异物，嵌夹伤口的异物可一并摘除，在不能确定体积、不可见的深部异物，不应经伤口用磁铁盲目吸引。

5. **伤口缝合**

（1）缝合次序：对伤及角膜和巩膜较长的伤口，应先剪开结膜暴露巩膜伤口，以 8-0 线缝合角巩膜缘，此处对位点清楚可获满意对位。为了对角膜伤口进行精细微合打下基础，一般情况下应先缝合巩膜、再缝角膜伤口，有内容物脱出危险者，可在角膜伤口关键部位先预置缝合 1~2 针，再依次缝合。

（2）角膜缘的缝合；准确对合角膜缘伤口十分重要，否则术后易引起难调整的散光。应用 8-0 尼龙线缝合，并对脱出虹膜有效处理。

（3）巩膜的缝合：应剪开球结膜、筋膜暴露伤口。以 8-0 线自角膜缘向后间断缝合，伤口长者应行"拉链式缝合",先缝合一段,以所留的线尾牵引向后暴露再缝合,一直缝到伤口止点,位于直肌下者应断离或分开直肌予以暴露。线结一般不必埋藏。

（4）角膜伤口缝合:应遵循角膜裂伤后屈光变化规律和缝线效应,以 10-0 线进行间断缝合,各种不同的伤口应选择不同的缝合方式（图 9-15）。

缝合次序应先周边,后中央;先缝不规则伤口（瓣状、三角形、成角裂开等,图 9-16）,后缝规则伤口。对较长伤口,应根据具体情况考虑,为保留良好的视觉通路,角膜周边的伤口应跨度大、间距稍密而深,中央的伤口应跨度小、间距稍稀而浅,缝线应尽可能避开角膜视通道区。角膜缝合线结为"三重结",线结应埋藏,初习者常易遗漏,但线结不能置于伤口内。

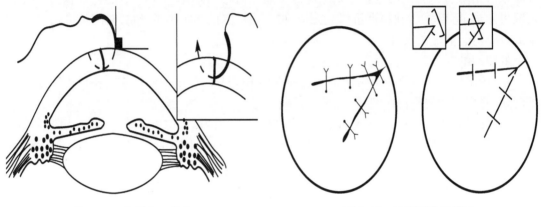

图 9-15　角膜伤口缝合　　　　　　　　　图 9-16　不规则伤口缝合

（5）结膜伤口或切口应酌情 8-0 或 10-0 线连续或间断皮内缝合。

6. 前房处理

（1）角膜侧切口:目的在于置换前房部分黏弹性剂,便于术毕与术后眼压调整,以及对不满意虹膜进行复位。

（2）前段玻璃体切除:前房玻璃体疝并可能接触角膜或房角者,应行切除。应避免玻璃体嵌顿伤口而影响其愈合。

（3）前房成形:术毕应基本恢复前房,防止虹膜粘连、损伤角膜内皮等并发症。

（4）黏弹剂的处理:应留部分黏弹性剂于伤口处虹膜前,防虹膜粘连,但过多黏弹剂易致术后眼压增高,可部分以平衡液置换,并保持正常眼压。

7. 术后处理

（1）术毕结膜下注射妥布霉素、地塞米松针。

（2）全身及局部应用广谱抗生素,应静脉滴注抗生素、皮质激素 3~5 天。

（3）瞳孔处理:一般不必散、缩瞳孔,必要时可药物适度活动瞳孔。

第六节　闭合式玻璃体切割术

经睫状体平坦部的闭合式玻璃体切割术（pars plana vitrectomy,PPV,或 closed vitrectomy）是现代玻璃体视网膜眼内显微手术的里程碑,为复杂的玻璃体视网膜疾病、黄斑疾病、严重眼外伤及部分眼前节疾病等病变的显微手术治疗提供了基础。近年来,随着微创技术的发展,更微创、快捷的 23G（切口直径 0.6mm）和 25G（甚至 27G）PPV 已逐渐取代了传统的

20G（切口直径 0.9mm）PPV。

一、手术目的与原理

经睫状体平坦部制作巩膜三通道切口,使用玻璃体切割器,在闭合状态下进行眼内灌注、光学纤维眼内照明、玻璃体切除及眼内显微操作,以切除玻璃体、混浊物、机化物等,恢复玻璃体腔透明度,解除玻璃体及增殖膜对视网膜的牵引,为取出异物、剥除视网膜增殖膜或黄斑前膜或黄斑内界膜、视网膜复位、视网膜裂孔封闭、视网膜下病变处理、眼内激光光凝、人工晶状体脱位的复位或取出、脱位的晶状体切除或超声粉碎、玻璃体替代物注入等操作创造条件。

二、手术步骤

1. **麻醉**　常规行眼表面、球后或球周麻醉,可加用面神经阻滞麻醉。少部分患者可用全身麻醉。

2. **结膜切口**　角膜缘后 2mm 线状、三角瓣状或环形切开球结膜。巩膜表面电凝止血。微创 PPV 不用切开结膜,直接经结膜穿刺套针套管。

3. **直肌牵引线**　如拟做环扎,则牵引固定四条直肌。无环扎者,无须直肌牵引。

4. **巩膜切口**　首先放置灌注头切口,然后再做其他切口。位置应选择接近水平位的颞上、下及鼻上、下,但应避免伤及前睫状动脉。上方两器械切口间距不得小于 120°（150°~170° 适宜）。拟保留晶状体者,距离角膜缘 4mm,不保留晶状体或无晶状体及人工晶状体眼,则距角膜缘 3.0~3.5mm。保留晶状体或无晶状体眼的巩膜切口:平行角膜缘,以MVR 刀垂直巩膜表面,向球心方向穿刺,至双刃部完全进入巩膜内,由瞳孔区可见止,抽出MVR 刀。切口大小以 MVR 刀口最大径做切口长度。

微创 PPV 不用切开巩膜,直接经结膜斜向穿刺套针套管。

5. **灌注头放置及固定**　做巩膜穿刺前,先行预置褥式 6-0 或 8-0 可吸收缝线,垂直表面放灌注头,将预置之缝线于该头之两翼状部上结紧,打活结。向球心压该头,从瞳孔区检查确定灌注头之开口已全部进入玻璃体腔内,打开三通进入灌注液。

微创 PPV 直接拔除套针,留置套管。

6. **接触镜环（Landers 环）的固定**　用细丝线缝合固定于 3:00 及 9:00 位近角膜缘的浅层巩膜上。缝线结扎松紧适度。

7. **导光纤维头及玻璃体切割头进入**　先插入导光纤维头,在瞳孔区见到后,再插入切割头,切割头的开口应朝向术者。因切口与各器械直径相等,进入切口较紧,略旋转该头较易进入,此时头的方向指向球心。多以左手持导光纤维,右手持切割头,但必要时可交换器械。

8. **眼内操作**　切除玻璃体中央部（图 9-17）,包括基底部;进行视网膜切开（图 9-18）、增殖膜处理、激光封闭裂孔、气/液交换、注入膨胀气体或硅油等操作。

9. **关闭切口**　取出眼内器械,缝合关闭切口。始终保持向眼内灌注气体或液体,维持稳定的眼压。结扎各对预置之巩膜缝线。最后在保持要求的眼压下,灌注切口的预置线打第一结并拉紧,取出灌注头,应无气或油外溢,然后结扎缝线关闭切口。

微创 PPV 拔除套管,巩膜穿刺口可酌情缝合或免缝合。

10. 缝合结膜切口,结膜下注射抗生素、皮质类固醇及涂消炎散瞳药物。

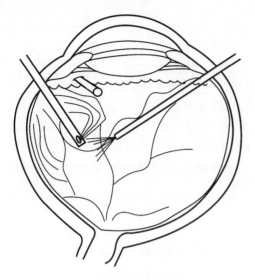

图 9-17　经睫状体平坦部制作
三通道玻璃体切割术

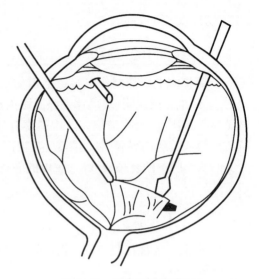

图 9-18　视网膜增殖膜分离

第七节　泪囊鼻腔吻合术

泪囊鼻腔吻合术（dacryocystorhinostomy）是治疗慢性泪囊炎的经典手术方式,虽不属于严格意义上的眼科显微手术,但由于临床上慢性泪囊炎作为内眼手术禁忌证需在行内眼手术前开展,故作一简要介绍。

一、手术目的与原理

因鼻泪管阻塞不能引流泪液,故在泪囊与鼻腔中鼻道之间造一骨窗（相当于内眦韧带水平下泪囊窝内侧壁,泪颌缝前之上颌骨额突上）,在骨窗内将切开的泪囊、鼻黏膜吻合,从而形成泪液引流通道（图 9-19）。

本手术可经皮肤切口和在鼻内镜下经中鼻道切口两种路径实施,但其手术原理相同。本节仅介绍传统的经皮肤切口路径手术方式。

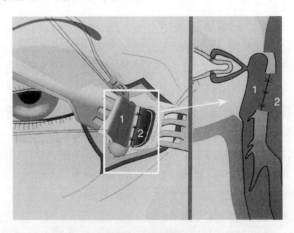

图 9-19　泪囊（1）与鼻黏膜（2）吻合

二、手术步骤

1. **麻醉**　泪点部表面麻醉；泪囊区皮下、泪囊顶部及鼻泪管上口处深部浸润麻醉，筛前神经及眶下神经麻醉；中鼻道及中鼻甲前端填入蘸有 1% 丁卡因和 0.5% 麻黄碱的棉片填塞。

2. **皮肤切口制作**　于内眦鼻侧 5mm，内眦角处开始作皮肤切口，平行于泪前嵴，稍向颞侧弯曲呈弧形，切口应避开内眦动、静脉。长约 20mm，深达皮肤全层（图 9-20）。

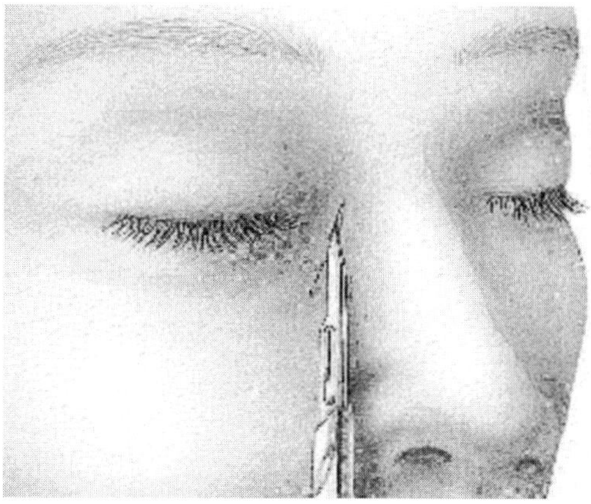

图 9-20　皮肤切口

3. **暴露泪前嵴、内眦韧带**　分离皮下组织和肌肉，置入泪囊撑开器，暴露泪前嵴和内眦韧带。在泪前嵴前切开骨膜（图 9-21）。用小骨膜分离器将骨膜推向两侧。先分鼻侧，推开约 4mm。再分离泪囊窝骨膜及泪囊壁。骨膜分离器应紧靠骨壁，避免损伤泪囊，向后达泪后嵴，向上达泪囊顶部，向下达骨性鼻泪管上口。

4. **造骨窗**　位置在泪囊窝的前下部，尽量低，前方超过泪前嵴约 2mm（图 9-22）。先用弯曲管钳在泪囊窝后下部泪颌缝处顶破骨壁，用小咬骨钳伸入骨孔上下前后咬切，扩大成一卵圆形的骨孔，大小为 10mm×12mm，防止咬破鼻黏膜。术中出血可用明胶海绵或加入些许肾上腺素液棉片止血。

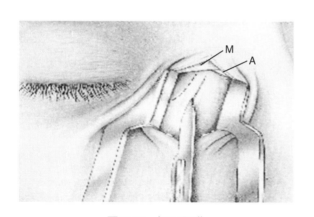

图 9-21　切开骨膜

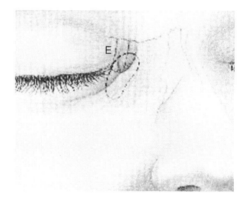

图 9-22　造骨窗位置

5. **制作吻合瓣**　用泪道探针自泪小管插入，将泪囊鼻侧壁顶出。用刀片在泪囊鼻侧壁顶出部作一横切口，并在泪囊部尽可能低处作另一与之平行的切口，在泪囊两横切口间，作一垂直切口，使切口成"工"形。并在鼻黏膜上作一相对应的"工"形切口（图 9-23）。

6. **泪囊鼻腔黏膜瓣吻合**　用 6-0 丝线或尼龙线缝合泪囊和鼻黏膜后瓣，间断缝合 2 针（图 9-24）。用 6-0 丝线或尼龙线缝合泪囊和鼻黏膜前瓣，间断缝合 2~3 针。

7. 用 5-0 线缝合眼轮匝肌 3~4 针。再对位缝合皮肤切口 3~5 针。

8. 将填堵塞于鼻腔内的棉片取出，经泪点冲洗泪囊内血凝块并检查其通畅度；切口外纱布枕轻加压力包扎。

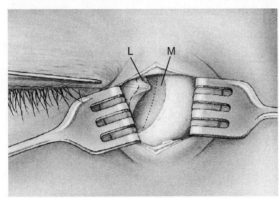

图 9-23　"工"形切口部位

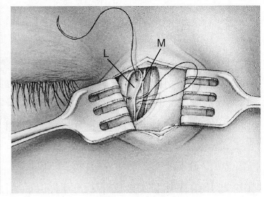

图 9-24　后瓣吻合

9. **术后处理**　全身使用抗生素（一般口服即可）3~5 天,次日换药,2 天后首次冲洗泪道。鼻腔少许渗血者,予麻黄碱呋喃西林滴鼻液,每日 5~8 次。5~7 天后拆除皮肤线。

（张宗端）

参 考 文 献

1. 何守志. 眼科显微手术. 北京: 人民军医出版社, 1994.
2. 李春武, 奚寿增. 眼科显微手术学. 上海: 上海科学技术文献出版社, 1999.
3. 吴振中, 蒋幼芹. 眼科手术学. 北京: 人民卫生出版社, 1994.
4. 葛坚, 刘奕志. 眼科手术学. 3 版. 北京: 人民卫生出版社, 2015.
5. 管怀进. 现代眼科手术操作技术. 北京: 人民军医出版社, 1994.
6. MACSAI M S. Ophthalmic microsurgical suturing techniques. Heidelberg: Springer, 2007.